果物と野菜の小さな薬膳

ちょい足しで元気チャージ

国際中医薬膳管理師
久保奈穂実

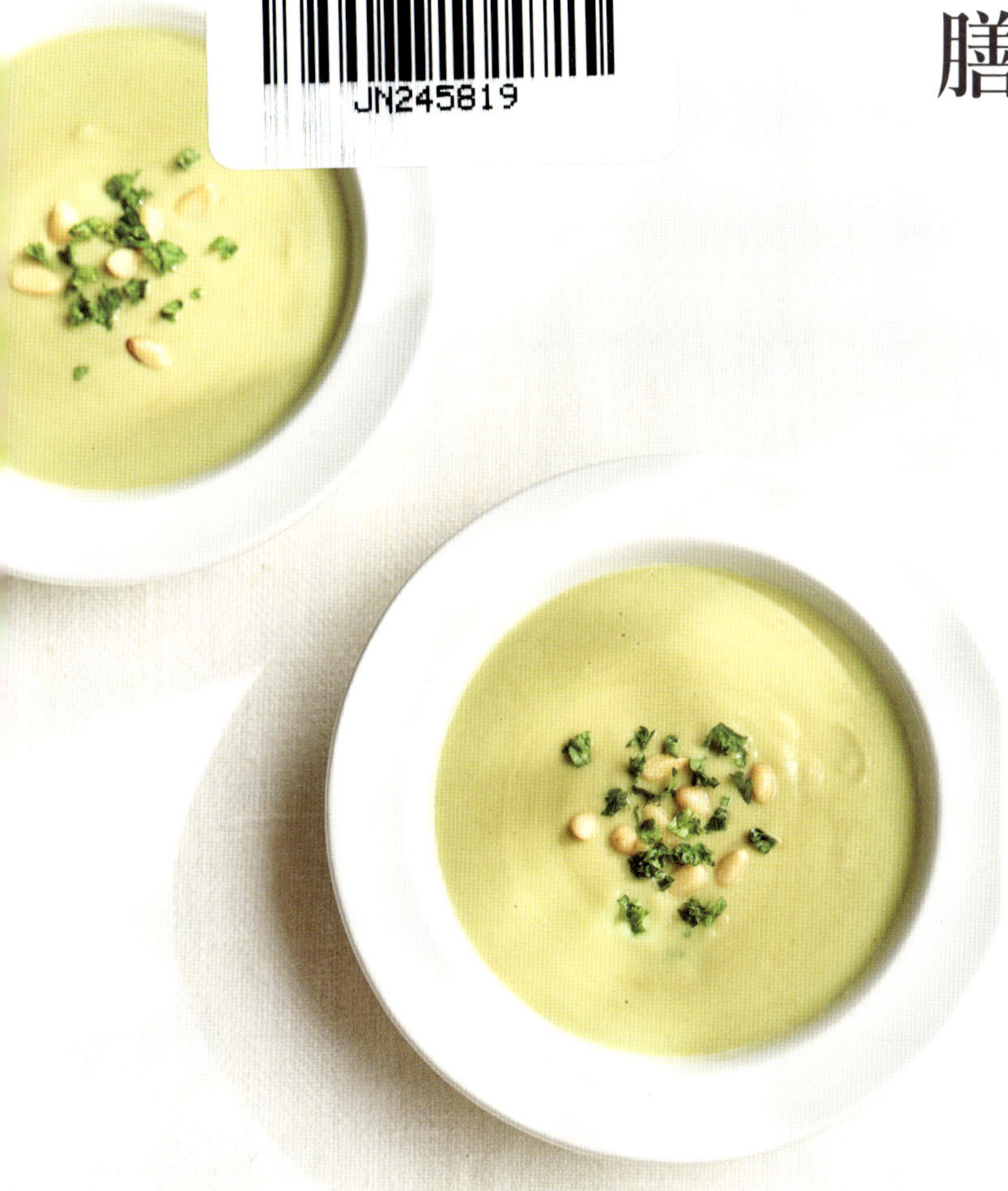

PROLOGUE
はじめに

こんにちは。

漢方アドバイザーで、国際中医薬膳管理師の久保奈穂実です。

私は子どもの頃から胃腸が弱かったためとても疲れやすく、ひどいアトピー性皮膚炎に悩まされていました。それを食事療法で改善したことで食事の大切さを、身をもって学びました。

現在、日々たくさんの方の漢方相談をしている中で、皆さま本当にお忙しくてご自分の食事まで気が回らない。食事が大切なのはわかっているけれど自分に合うものがわからない。ご家族の好き嫌いが多くて食養生が難しいなど、多くのお悩みを抱えていらっしゃいます。

そこで私が提案したいのが「ちょい足し薬膳」です。

難しく考えず、今の体はどういう状態？　何を足すとバランスがとれるかな？　これがわかるとスーパーで悩まずに食材を選べるようになるので、むしろ楽ちんになります。簡単でおいしく、ちょっと映えるちょい足し薬膳は体も心も労って癒やしてくれます。忙しい日々だからこそ、手間ひまかけずにできる一品をちょい足しして少しずつ心身を整え、毎日を心地よく快適に過ごしていただけますと幸いです。

この本を手にとってくださったあなたや、あなたの大切な人が健やかに笑顔になりますように。

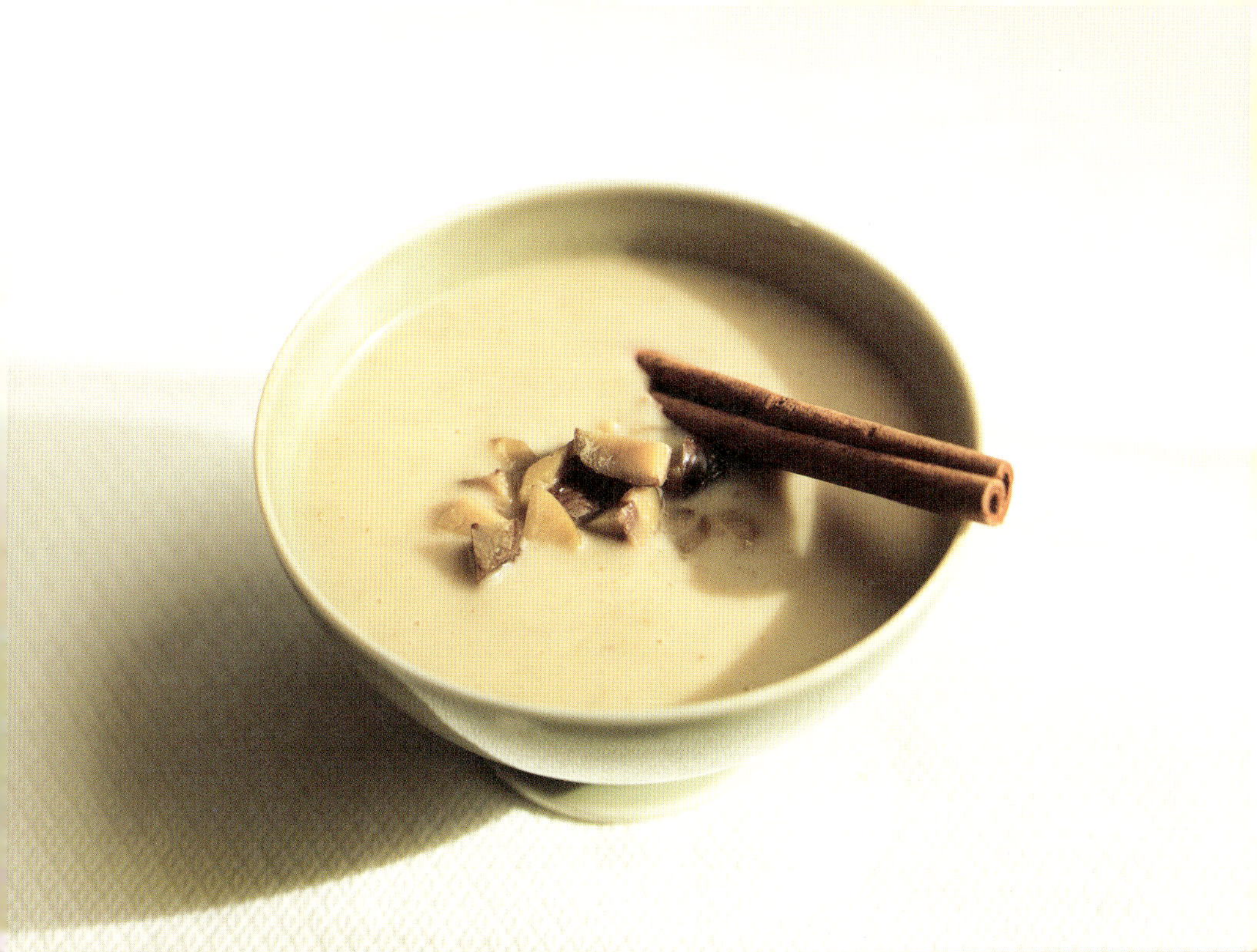

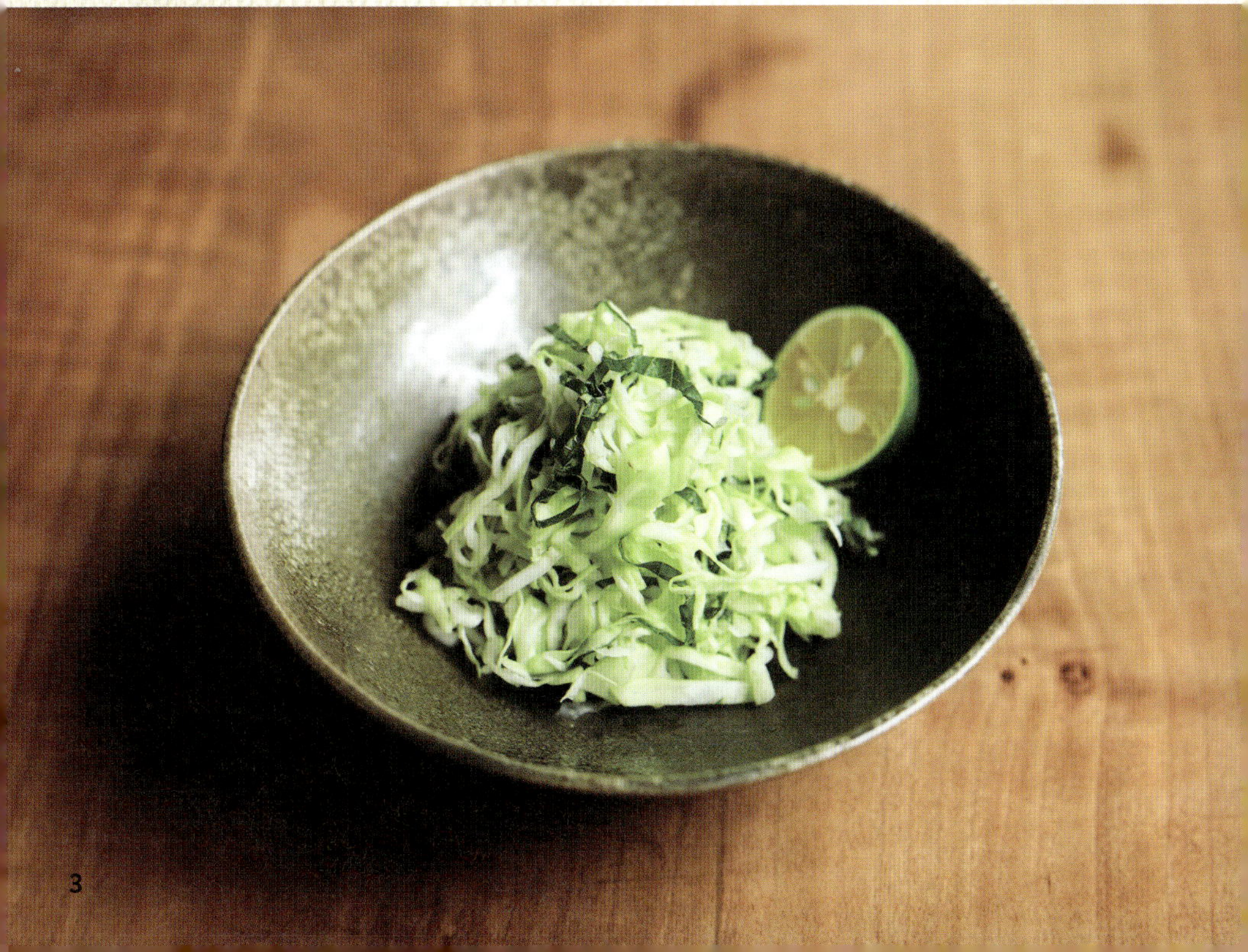

WHAT'S YAKUZEN

薬膳ってなに？

疲れが取れない、気持ちが落ち込む、寝つきが悪い。そんな不調に悩まされていませんか？　病気ではないけれど不調を感じるという状態を中医学では「未病」と言います。病気になる前のサインのようなものですね。この段階で食事によって体のバランスを整え、症状を改善しようとするのが「薬膳」です。

つまり薬膳とは、中医学の考え方に基づいた食事療法のこと。難しく聞こえるかもしれませんが、構える必要はありません。そもそも中医学は、中国を中心に発展してきた、自然に寄り添った伝統医学。体が冷えていたら温め、渇いていたら潤すといった当たり前のことをして、体のバランスのズレを整えようとする医学なのです。

だから、薬膳といっても特別な食材や調理法が必要なわけではありません。もちろん、クコの実やナツメなどの生薬を使った料理もありますが、中医学ではすべての食材には生薬と同じように病気を予防したり、体を元気にしたりする効果があると考えるので、普段使っている食材だけでも十分薬膳になります。大切なのは、体からのサインをきちんと受け取り、必要な食材を心地よく取り入れること。無理をせず、ゆるく、日常的に体が喜ぶ食事を取り入れていきましょう。

薬膳の考え方 01

すべては「陰《いん》と陽《よう》」に分かれる

季節の陰陽の変化

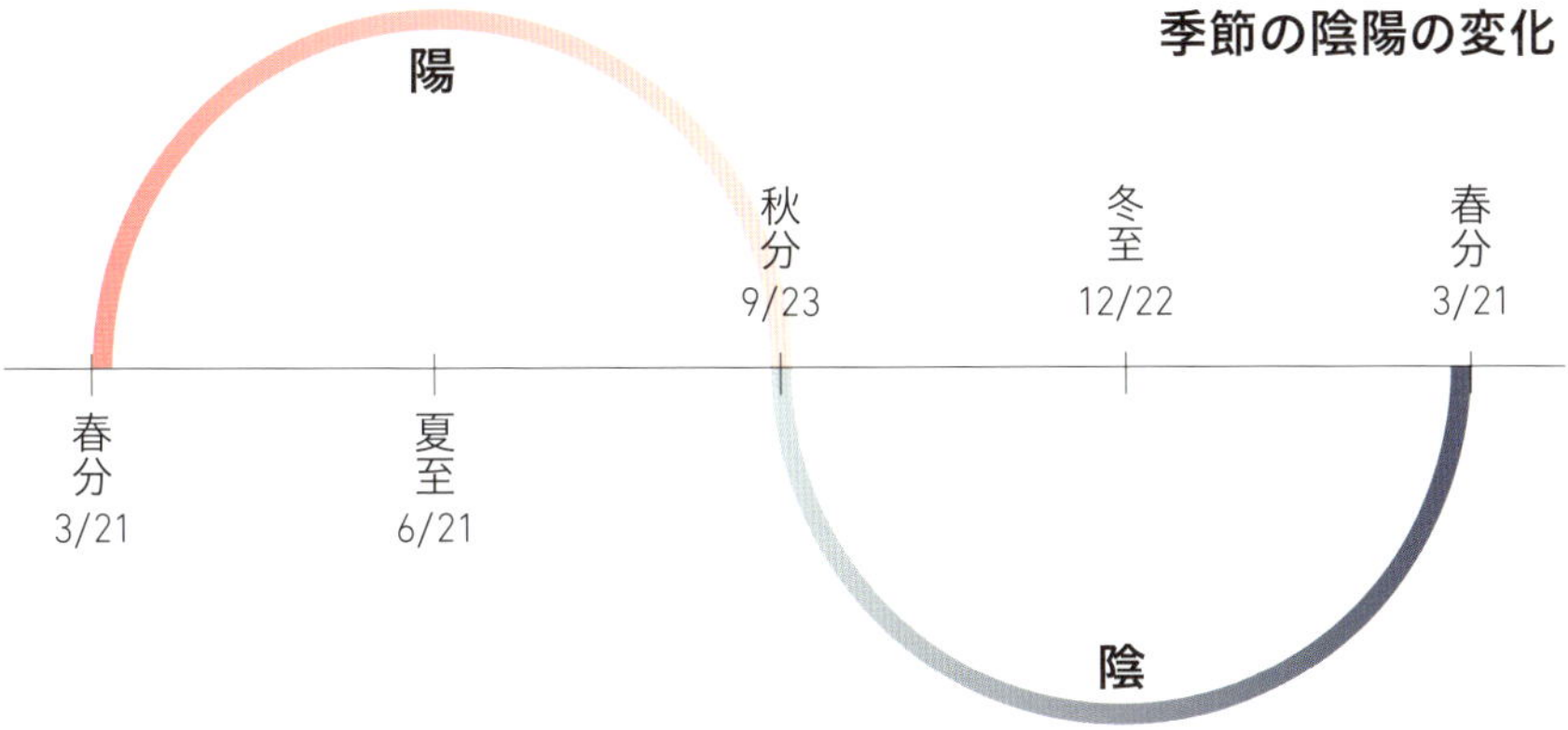

中医学の基礎となる哲学に「陰陽説《いんようせつ》」というものがあります。この世のあらゆるものを「陰」と「陽」に分類する考え方で、落ち着いていて静かな性質のものは「陰」、明るく活動的な性質のものは「陽」とされます。

たとえば、夜は陰で昼は陽、女は陰で男は陽というように、陰と陽は正反対でありながら相手がいなくては自分も存在できないという関係性。どちらがよいというわけではなく、偏ることなくバランスを取り合っているのがよい状態です。

季節や人の体にも陰と陽があります。陽が強くなる夏は体も陽に傾き、ほてりや動悸を感じやすくなります。逆に陰が強まる冬は体が温まる食材をとるなどして、体が陰に偏らないようにするといいですね。

陽に偏ると…
手足・顔のほてり　動悸　イライラ

陰に偏ると…
体の冷え　顔色が暗い　むくみ

健康は「気《き》・血《けつ》・水《すい》」のバランスが大切

陰と陽のバランス以外に、薬膳ではもうひとつ、大切にしたいバランスがあります。それが「気・血・水」のバランス。

気・血・水とは、中医学において人の体を動かすのに欠かせない三大要素だと考えられています。

「気」は生命を維持するエネルギー源。

「血」は血管を流れる栄養を含んだ液体で、全身に栄養を届けます。

「水」は血液以外の体液を指し、体を潤して守ります。

この3つが不足なく、滞らず、巡ることで、人は体（肉体や臓器）を動かし、生きることができるというわけです。

気・血・水は、陰・陽と同じように、お互いにバランスを取り合っている関係です。たとえば、気がなければ血や水は体内を巡ることができません。気は血がなければ作ることができず、血は水がなければ作られません。気・血・水の3つは、歯車のように関連し合いながら生命活動を支えているのです。

3つがバランスよく体を巡っていれば人は健康でいられますが、気・血・水は食事や環境に左右されやすいもの。どれかが不足したり、滞ったりしてバランスが崩れると、体に不調が現れます。

何が足りないのか、何が滞っているのかを見極め、それを改善する食物をとることで、気・血・水のバランスを整えることが大切です。

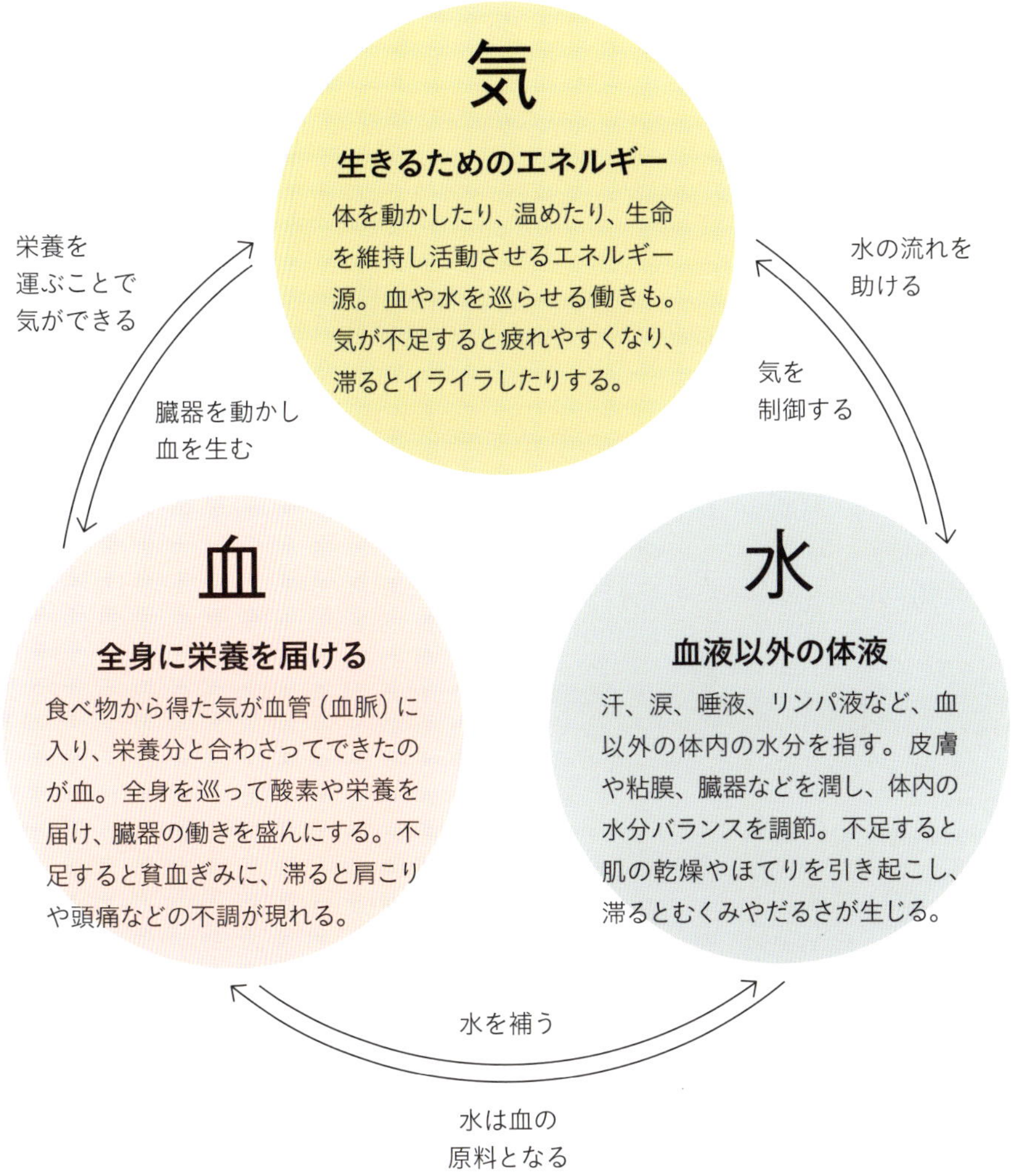
気
生きるためのエネルギー
体を動かしたり、温めたり、生命を維持し活動させるエネルギー源。血や水を巡らせる働きも。気が不足すると疲れやすくなり、滞るとイライラしたりする。
栄養を運ぶことで気ができる
臓器を動かし血を生む
水の流れを助ける
気を制御する
血
全身に栄養を届ける
食べ物から得た気が血管（血脈）に入り、栄養分と合わさってできたのが血。全身を巡って酸素や栄養を届け、臓器の働きを盛んにする。不足すると貧血ぎみに、滞ると肩こりや頭痛などの不調が現れる。
水
血液以外の体液
汗、涙、唾液、リンパ液など、血以外の体内の水分を指す。皮膚や粘膜、臓器などを潤し、体内の水分バランスを調節。不足すると肌の乾燥やほてりを引き起こし、滞るとむくみやだるさが生じる。
水を補う
水は血の原料となる

薬膳の考え方 03

体の働きは「五臓《ごぞう》」が司る

薬膳では、「肝を補う」とか「肺を潤す」といった言葉が出てきますが、ここで言う「肝」や「肺」は西洋医学が表す臓器とは少し意味が異なるので、説明しておきましょう。

人の生命活動を支えるのが気・血・水なら、その気・血・水を作り出しているのが臓腑です。中医学では、人の臓腑を役割に応じて5つの臓（五臓）と6つの腑（六腑）に分けています。気・血・水の生成と貯蔵を担っているのが五臓で、肝、心、脾、肺、腎が中心となって体を機能させていると考えられています。

五臓がそれぞれどんな役割を担っているのかは左のページにまとめました。それぞれ固有の働きがありますが、互いに働きを高めたり、抑制したりしているので、五臓もまたバランスが取れた状態にしておくことが大切なのです。

ちなみに、中心となる臓腑を5つとしているのは、「五行説」という考え方にのっとっているから。五行説は、陰陽説と並んで中医学の基本となる哲学のひとつで、自然界に存在する物質を5つの性質（木・火・土・金・水）に分けて考えます。季節や色、感情、味なども5つに分かれ、臓腑と相関していると考えます。たとえば、肝と相関する季節は春、味は酸味。春は肝に負担がかかり、酸味が肝に働きかけると考えるのです。

肝《かん》

血を貯蔵、気をコントロール

血の貯蔵と血量の調整、また気を巡らせる役割を担う。血と気はあらゆる臓器・器官のエネルギー源なので、その供給を担う肝は、ほかの臓器・器官の働きを正常に保つ調整役。肝が弱ると運動機能や自律神経に影響する。肝に働きかけるのは酸味。

心《しん》

血を全身に送る

血を全身に循環させるポンプ役。心が元気なら体のすみずみまで栄養が運ばれるので、精神や思考力も安定。心が弱ると血液循環が悪くなり、精神状態も乱れぎみに。心に働きかけるのは苦味。

脾《ひ》

消化吸収を担う

消化吸収を担う脾は、食べ物から気・血の原料となる滋養物質を作り出し、心や肺に送る働きをする。水分の吸収、排泄を促進する働きも。脾が弱ると消化不良や食欲不振となり、気・血の不足を招く。脾に働きかけるのは甘味。

肺《はい》

呼吸を司り、気を作る

呼吸によって新鮮な空気を体内に取り込み、脾から届けられた滋養物質と合わせて気を作り出す。皮膚を正常に保ち、免疫機能や水分代謝にも関わる。肺が弱ると呼吸器が不調に。肺に働きかけるのは辛味。

腎《じん》

成長や発育をコントロール

生命活動や生殖活動を維持するエネルギー源「精」を貯蔵。成長や発達、生殖、ホルモン分泌などをコントロールし、水分調節や血を生成する働きも。腎が弱ると発育不良や老化現象が出るように。腎に働きかけるのは鹹《かん》味（塩辛い味。昆布やのりなど）。

「体質」を知って食で改善

ここまでお話ししてきたように、中医学では陰・陽のバランス、気・血・水のバランスが崩れることで体の不調が起こると考えられます。そして、そのバランスの崩れを食べ物の効能を利用して整えるのが薬膳です。つまり、薬膳をより効果的に取り入れるためには、自分の今の体質をきちんと知ることが大切だということ。何が足りないのか、または何が滞っているのか、まずは自分の体の偏りを把握しましょう。

本書では体質を、陰・陽のバランスと気・血・水のバランスから見る8つのタイプに、エイジングによる影響を見る「補腎」をプラスして、9つのタイプに分けました。次のページから今のあなたがどのタイプに当てはまるのか確認してみてください。

体質チェックで、当てはまる項目が多いものがあなたの体質です。体質はひとつとは限らず、複数をあわせもつこともあります。また、年齢や季節、生活環境などによって日々変わるものなので、変化を感じたらその都度チェックしてみましょう。

本書で紹介しているレシピには、それぞれ対応するタイプのアイコンを掲載しています。どれも日頃の食事にプラスしやすい簡単なレシピなので、ぜひ作ってみてくださいね。

TYPE 1
気虚《ききょ》
気が不足

体質チェック!

- □疲れやすい
- □筋肉の力が弱い
- □食後に眠くなる
- □息切れしやすい
- □よく風邪をひく

【特徴】

気は体のエネルギー源。不足していると新陳代謝や運動機能も低下し、とにかく疲れやすい、動きたくないという状態に。抵抗力が弱くなり、病気にもかかりやすくなります。


【アドバイス】

過労や寝不足による気の消耗や、消化吸収力の低下による気の生成不足などの理由が考えられます。消化のよい規則正しい食事で胃腸を整え、睡眠も十分に取りましょう。

TYPE 2
気滞《きたい》
気が停滞

体質チェック!

- □イライラする
- □のどが詰まる
- □食欲にムラがある
- □下痢、便秘をくり返す
- □ゲップやおならがよく出る

【特徴】

気の巡りが悪く、滞っている状態。お腹の張りや、胸やのどのつかえ感などがあり、イライラや落ちこみも強くなります。女性ならPMS(月経前症候群)も起きやすくなります。


【アドバイス】

ストレスや緊張による精神的疲労、目の酷使や睡眠不足が原因に。リラックスできる時間を作り、お茶やかんきつ類、香味野菜など香りのよいものをとって気持ちをリフレッシュさせて。

TYPE 3
血虚《けっきょ》
血が不足

体質チェック!

- □眠りが浅い
- □顔色が蒼白
- □髪がパサつく
- □目が疲れやすい
- □立ちくらみがする

【特徴】

血が不足しているため、肌や臓器に栄養が行き渡らず、乾燥が目立ちます。頭にも血が回らないので、思考力が低下しミスが多くなることも。不安感が出やすいのも特徴。


【アドバイス】

目の酷使は血が消耗されるので、パソコンやスマホの使いすぎに注意。ダイエットや偏食による栄養不足、夜更かしは血の生成を妨げるので、生活リズム、食事リズムを整えましょう。

TYPE 4
瘀血《おけつ》
血が停滞

体質チェック!

- □肩こりが強い
- □目の下にクマが出やすい
- □よく頭痛を起こす
- □手足が冷えやすい
- □生理痛が重い

【特徴】

血がドロドロになり、流れが悪いため、血が巡っていない状態。慢性的な冷えや肩こり、頭痛や月経痛もひどくなります。また、顔色が悪く、くすみやクマが出やすくなります。

【アドバイス】

運動不足、睡眠不足、偏った食事などが原因。血行をよくするためには、入浴で体を温め、適度な運動をするのがおすすめです。油っぽい食事は避けましょう。

TYPE 5
陰虚《いんきょ》
水が不足

体質チェック!

- □口が渇く
- □便秘orころころ便
- □のぼせ、ほてりが出やすい
- □せっかち
- □冷たい飲み物をよく飲む

【特徴】

体内の水分量が減少。そのため、クールダウンするはずの熱が体内にこもり、口の渇きや肌の乾燥、のぼせやすいなどの症状が出ます。

【アドバイス】

心身の疲労や過度の発汗、睡眠不足で水分が減少。加齢によって腎の機能が低下している可能性も。汗をかきすぎないよう激しい運動や長風呂は避け、早い就寝を心がけましょう。

TYPE 6
痰湿《たんしつ》
水が停滞

体質チェック!

- □体が重だるい
- □むくみやすい
- □下痢、軟便が多い
- □よく鼻水が出る
- □ぽっちゃり体系

【特徴】

水分代謝がうまくいかず、体に余分な水が溜まっている状態。雨の日はとくに不調が出やすいタイプです。むくみや吹き出ものが出やすく、めまい、吐き気などの症状が出ることも。

【アドバイス】

体に水分が溜まるのは、内臓の機能低下や暴飲暴食により消化が間に合わないのが一因。食事量をコントロールし、運動や入浴で汗をかいて余分な水分を排出しましょう。

TYPE 7

陽虚《ようきょ》 熱が弱い

体質チェック！

□寒がり
□尿の回数が多い
□下痢しやすい
□顔色が青白い
□足腰が冷える

【特徴】

体を温めるための気（陽気）が不足している状態。温かい服を着ても体の冷えている人はこのタイプ。熱が足りないと内臓の機能が落ちるので、疲れやすいなど全体的に不調に。

【アドバイス】

とにかく体を温めることが大切。冷たいもの、水分や涼性、寒性の食べ物は避け、体を温める温熱性の食べ物をとるようにしましょう。疲労を感じない程度の運動もおすすめです。

TYPE 8

陽盛《ようせい》 熱が過剰

体質チェック！

□暑がり
□口臭・体臭がきつい
□顔が赤くなりやすい
□ニキビが出やすい
□汗をかきやすい

【特徴】

余分な熱がこもり、体の消耗が激しくなっている状態。陰虚と似ていますが、水分があるのでよく汗をかき、便がべとつくなどの違いが見られます。怒りっぽくイライラしやすい面も。

【アドバイス】

頑張りすぎや、暴飲暴食が原因となります。ゆとりのある生活を意識し、食べすぎ、飲みすぎに注意。辛いものや温熱性の食べ物は熱が増すので避けましょう。

＋ AGING CARE

補腎《ほじん》 エイジングケア

こんな症状があったら…

□足腰に弱りを感じる
□くま・シミ・しわが増えた
□髪が細い、抜ける、白髪
□疲れやすい
□精力が低下

【特徴】

上記の症状のほかに、物忘れが多くなった、耳が遠くなった、尿トラブル、歯がグラつくなど、老化現象と思える症状が増えたときは、成長を司る腎の働きが弱っていると考えられます。

【アドバイス】

腎の力を強めるには、足腰を鍛えるのが効果的。ウォーキングなどを取り入れましょう。黒ごま、黒豆、ひじき、オクラ、やまいもなど、腎を補う食べ物をとり、疲れすぎないように。

もくじ

PART1

ちょい足し副菜

PART2

ちょい足しスープ

PART3

ちょい足しドリンク

PART4 ちょい足しデザート

本書のレシピについて

- 本書のレシピは基本的に、塩、こしょう、しょうゆ、みそ、酢、砂糖、みりん、酒の基本調味料で味を調えています。
- レシピによっては、調味料としてはちみつ、レモン汁、オイスターソース、ワインビネガー、ナンプラー、クレイジーソルトを使用していますが、お好みで基本調味料などに替えて調味してください。
- だしは基本的に、だしパックと鶏がらスープの素、白だし、コンソメを使用しています。
- 分量の記載がないものは、お好みの分量で作ってください。最初は薄味で調味し、味を見て自分好みに調整していただくのが、おすすめです。
- 計量単位は、小さじ1＝5㎖、大さじ1＝15㎖、1カップ＝200㎖です。

PART1

SIDE DISH

ちょい足し副菜

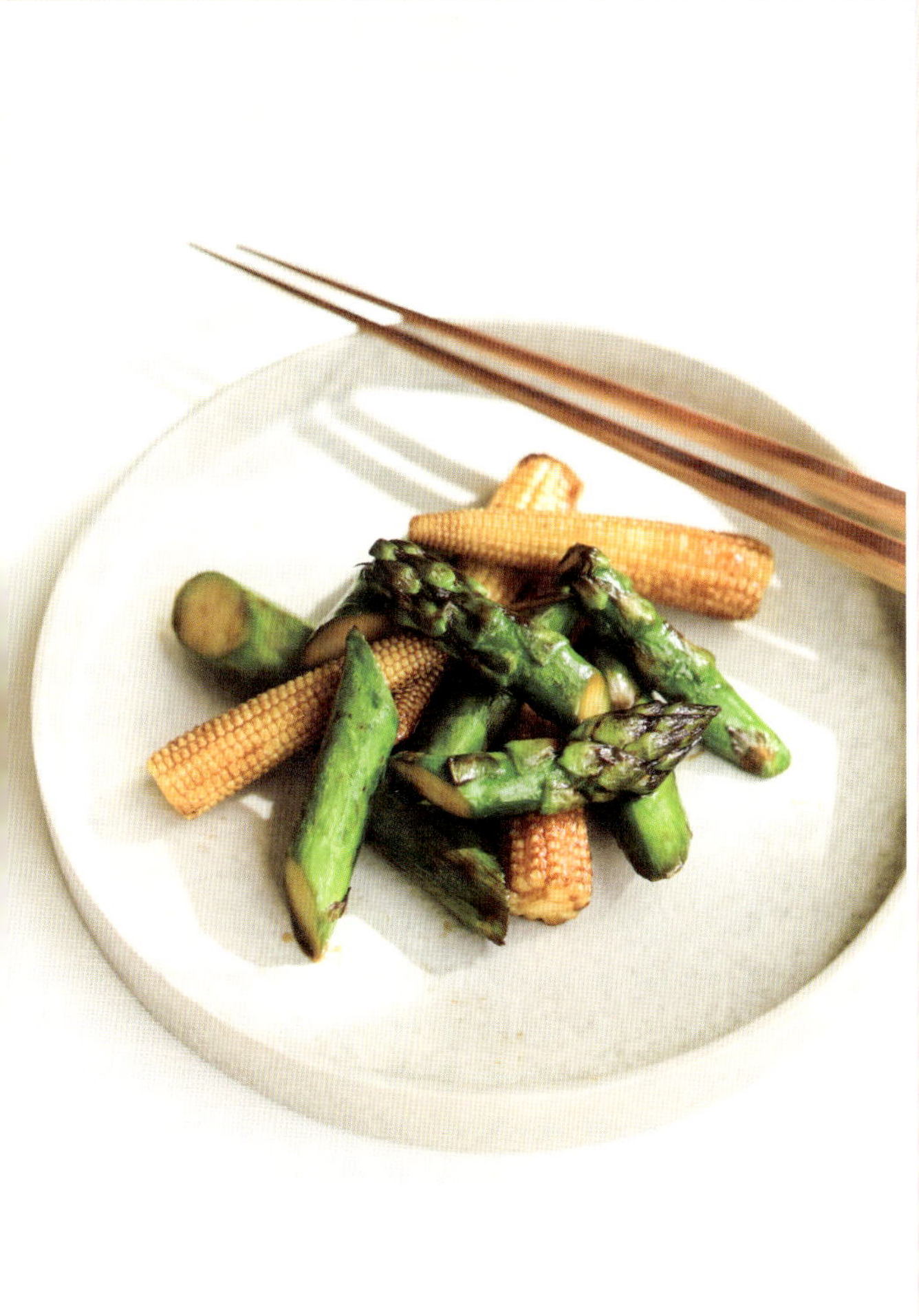

いつものおかずにパパッと追加できる簡単な一品を紹介します。「これ食べたい！」というものを選んでいただいてかまいませんが、レシピに添えたアドバイスや「食材の働き」をご参照のうえ、ご自身やご家族の体の状態に合ったレシピを選んでみてくださいね。

トマトとグレープフルーツのマリネ

食欲が止まらない人へ

食べても食べても食欲が止まらない。そんなとき、体は「胃熱」の状態かもしれません。胃熱とは、食べすぎや飲みすぎ、ストレスなどにより体に余分な熱がこもって胃の働きが低下している状態のこと。胃熱を冷ましつつ気の巡りをよくするトマトとグレープフルーツの組み合わせで胃を落ち着かせましょう。

食材の働き

トマト　体液を生み出し渇きを止める、微寒性のため暑気あたりを改善。

グレープフルーツ　熱を沈め気を巡らせる、胃の働きを整える。

パセリ　血の巡りをよくする、未消化物を除く、血を補う。

材料と作り方（1人分）

1 トマトは一口大に切る。

2 グレープフルーツは皮をむき、実を取り出して一口大に切る。

3 オリーブオイル、レモン汁（少々）、岩塩で和え、刻んだパセリを散らす。
＊岩塩がなければ普通の塩でOK。

TYPE

気滞

陽盛

※冷えが気になるときは控えめに。

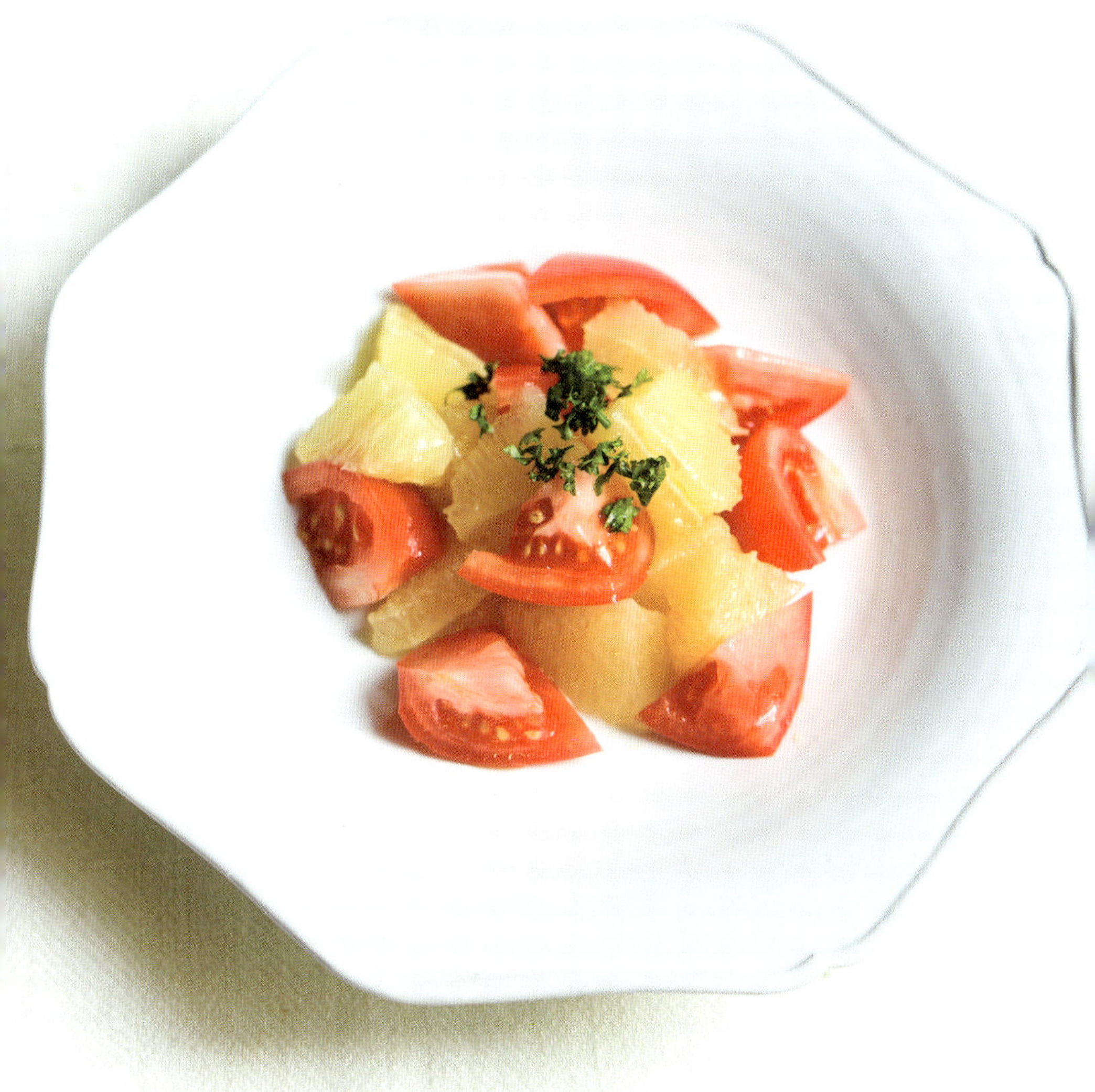

にんじんと松の実のガレット

うるつやの美髪に

中医学では髪のことを「血余」といいます。血はまず内臓を巡り、目、耳、鼻など感覚器に届けられ、さらに肌や爪を潤します。その後やっと余った血が髪に届きます。髪のパサつきや抜け毛は血が不足しているサインです。体に不調が出る前に、しっかり血を補いましょう。

食材の働き

にんじん　胃腸を整える、消化不良を改善、血を補う、目を健康にする。
松の実　肺を潤し咳を止める、血を補う、皮膚・髪を美しくする、便通をよくする。
バター　五臓を補う、体液を生み出し乾きを潤す、気血を補う。

材料と作り方（1人分）

1　にんじん（1本）はせん切りにする。ボウルに入れ、片栗粉（大さじ2）をまぶす。

2　フライパンにオリーブオイル（大さじ1）とバター（10g）を溶かし、**1**を入れる。

3　松の実（10g）をパラパラとのせ、フライ返しで平らにし、蓋をして弱火でじっくり焼く。一旦強火で表面をカリッと仕上げたら上下を返して同様の手順で焼き、塩、こしょうで味を調える。

TYPE
血虚
陰虚

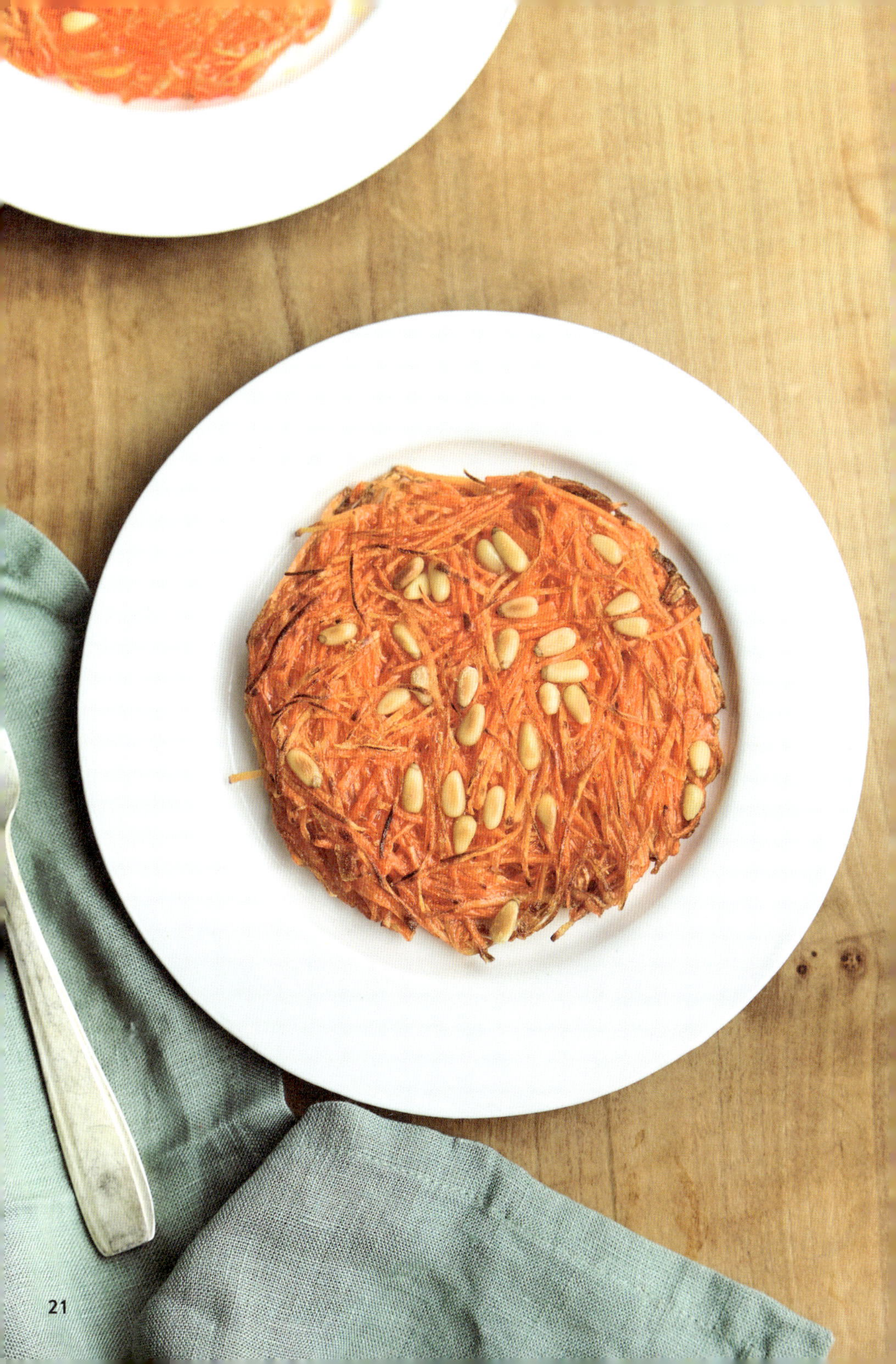

かぼちゃとさつまいものマッシュ

胃腸不良の疲れた体にホクホクを

食欲がない、胃がもたれる、便通もあまりよくない……。気血を作り出す胃腸がバテると体全体が疲れやすくなってしまいます。疲れたときには体が胃腸を元気にする、自然な甘みを欲するもの。かぼちゃやさつまいもなどのホクホク系で優しく体を立て直してあげたいですね。

食材の働き

かぼちゃ　お腹を温める、気を補う、疲労を回復、痰を除く。

さつまいも　気を補う、潤いを生み出す、胃腸を整える、便通をよくする。

黒ごま　血を補う、肝腎を補い老化防止や疲労回復に効果的、脳を健康にする、腸を潤し便通をよくする。

材料と作り方（1人分）

1 かぼちゃとさつまいもは一口大に切る。
＊切りにくい場合は先に蒸すか電子レンジで温める。

2 やわらかくなるまで蒸す。
＊耐熱ボウルに入れ、電子レンジで3〜4分加熱してもOK。

3 軽く潰しながら混ぜる。器に盛りつけ、黒炒りごまを散らす。食べるときにお好みではちみつと塩をかける。

TYPE

気虚

陰虚

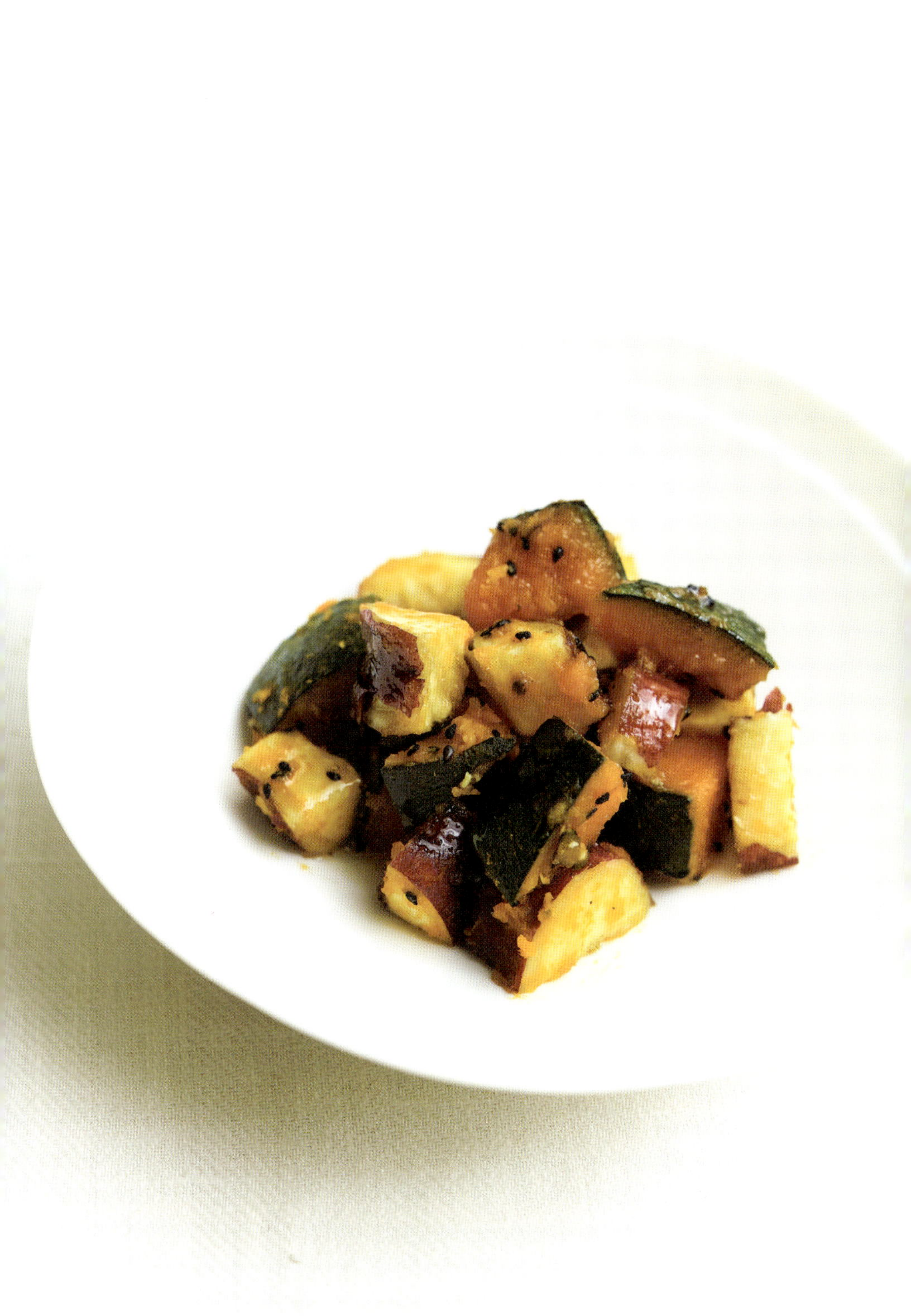

さといもとこんにゃくの炒り煮

暴飲暴食をスッキリ排出

ついつい食べすぎちゃって体にあれこれ溜め込んでしまったときは、ネバトロなさといもとこんにゃくでスッキリ排出しましょう。さといもとこんにゃくは、お腹を満足させながらもちゃんと排出を助けてくれる食材。暴飲暴食してしまいがちな人は、常備菜にすると安心です。

食材の働き

さといも 胃腸を健康にする、むくみや痰を除く、解毒作用も。

こんにゃく 湿を排出しむくみを除く、便通をよくする、老廃物や毒素を排出、血の巡りをよくする。

材料と作り方（1人分）

1 さといもは皮をむき、一口大に切る。こんにゃくもさといもと同じくらいのサイズにちぎる。

2 フライパンに油を熱し、さといもとこんにゃくを2分ほど炒める。

3 水（200mℓ）を加え、しょうゆ・酒（各大さじ2）、みりん（大さじ1）を入れ、焦げつかないよう時々混ぜながら煮詰める。

TYPE

痰湿

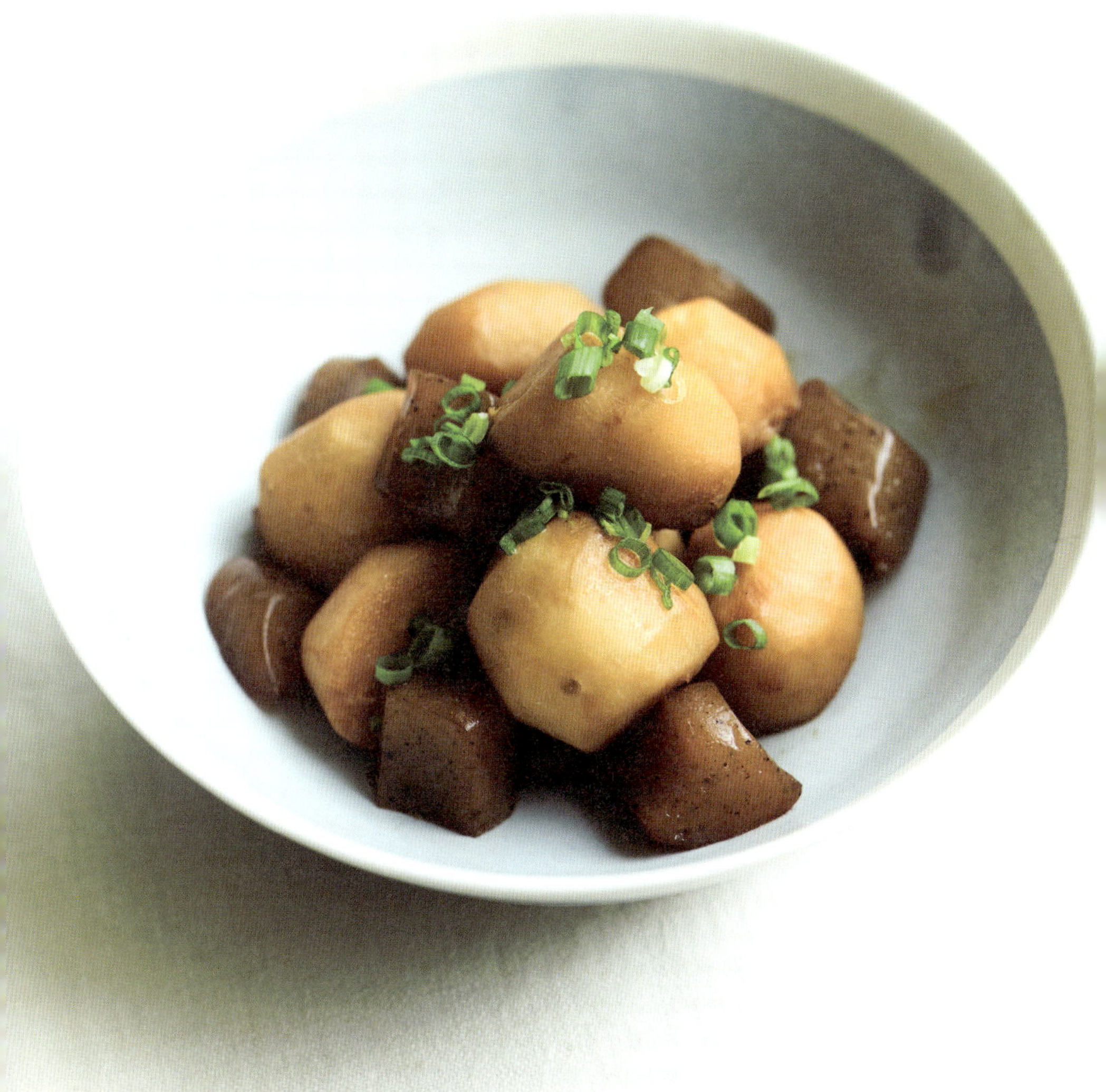

いちごブッラータ

カサカサにはトロトロチーズで潤いを

お肌カサカサ、コロコロ便秘、喉が乾くなどなど。乾燥による不調にはトロトロチーズといちごで潤いを。いちごとバジルのよい香りで気の巡りもよくなり、余分な熱も冷ましてくれるので、熱がこもってイライラしがちなときにもおすすめのレシピです。

食材の働き

いちご　熱を冷ます、胃を健康にする、消化不良や下痢を改善、血と潤いを補う、肝の働きを整える。
チーズ　潤いを補う、渇きを止める、腸を潤し便秘を改善。
バジル　気血の巡りをよくする、湿を除く、胃腸を整え未消化物を除く、解毒作用も。
オリーブオイル　気を益す、五臓を潤す、便通をよくする。

材料と作り方（1人分）

1. いちごは洗ってヘタを取り、食べやすい大きさに切る。
2. ブッラータチーズをお皿にのせ、周りにいちごを並べ、バジルを添える。
3. オリーブオイルとブラックペッパーをお好みでかける。

TYPE
陰虚

※舌苔ベッタリの痰湿タイプの人にはチーズは向いていないので、控えめに。

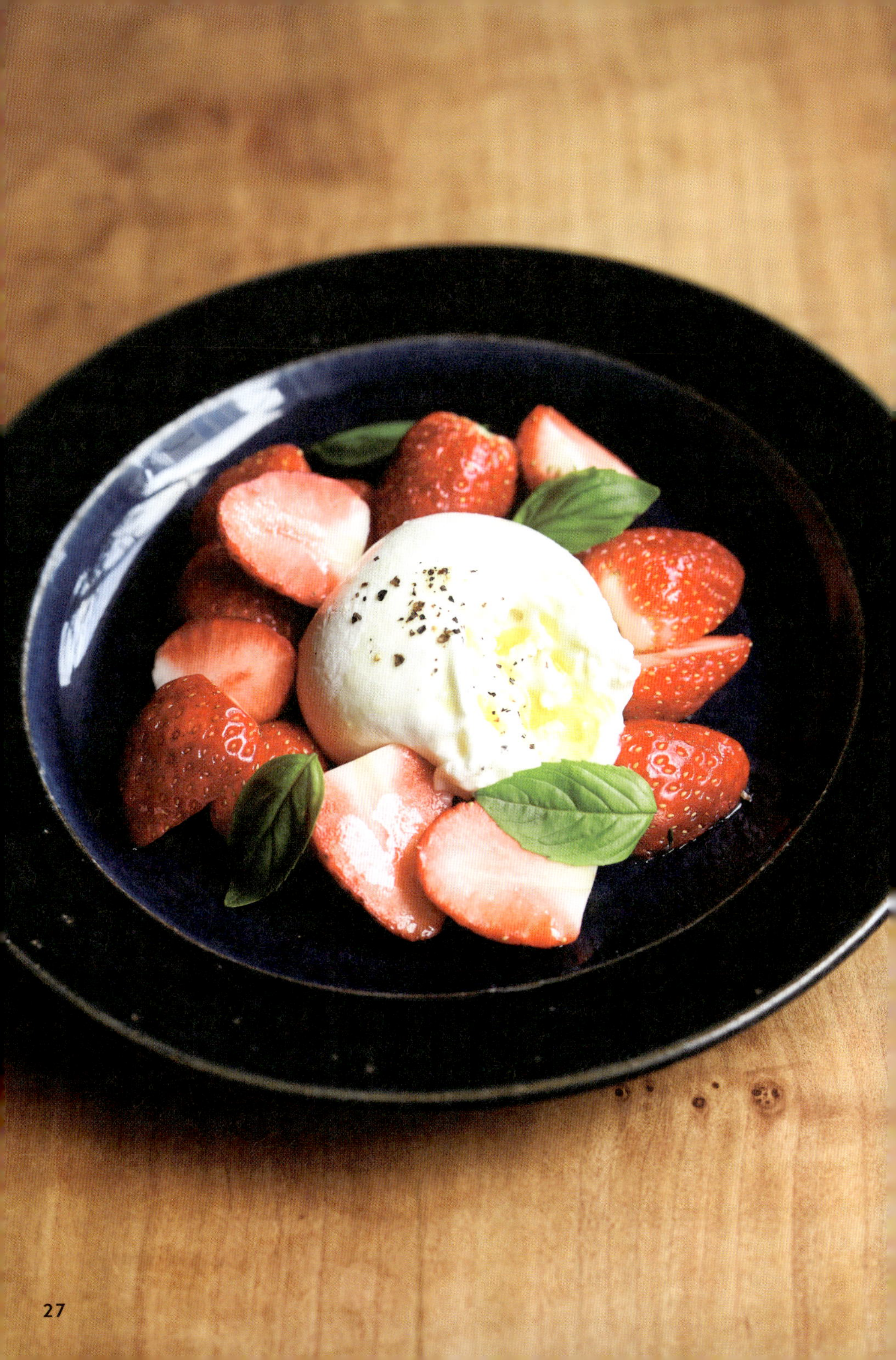

帆立とグレープフルーツのカルパッチョ

更年期の不調に

体がほてって気持ちもイライラ。ほてりは潤い不足、イライラは気の滞りや熱がこもることで出やすくなります。帆立とグレープフルーツでどちらもケアしましょう。帆立はしっかり潤しつつエイジングケアに、グレープフルーツとディルは気の巡りをよくしてイライラ対策に。グレープフルーツは寒性なのでほてりも沈めてくれますよ。

食材の働き

帆立　肝腎を補う、体を潤す、胃腸を整える、情緒を安定させる。
グレープフルーツ　熱を沈め気を巡らせる、胃の働きを整える。
ディル　お腹を温める、食欲を出す、寒さを散らす、痛みを止める、気を巡らせる。

材料と作り方（1人分）

1　帆立（生食用）は食べやすいサイズに切る。グレープフルーツは皮をむく。

2　**1**を器に盛りつけ、オリーブオイル（大さじ1）、しょうゆ（小さじ1）、レモン汁（小さじ1）、おろしにんにく（適量）を混ぜ合わせてかける。あればディルなどのハーブやピンクペッパーを散らす。

TYPE
気滞
陰虚
＋
補腎

※冷えが気になるときは控えめに。

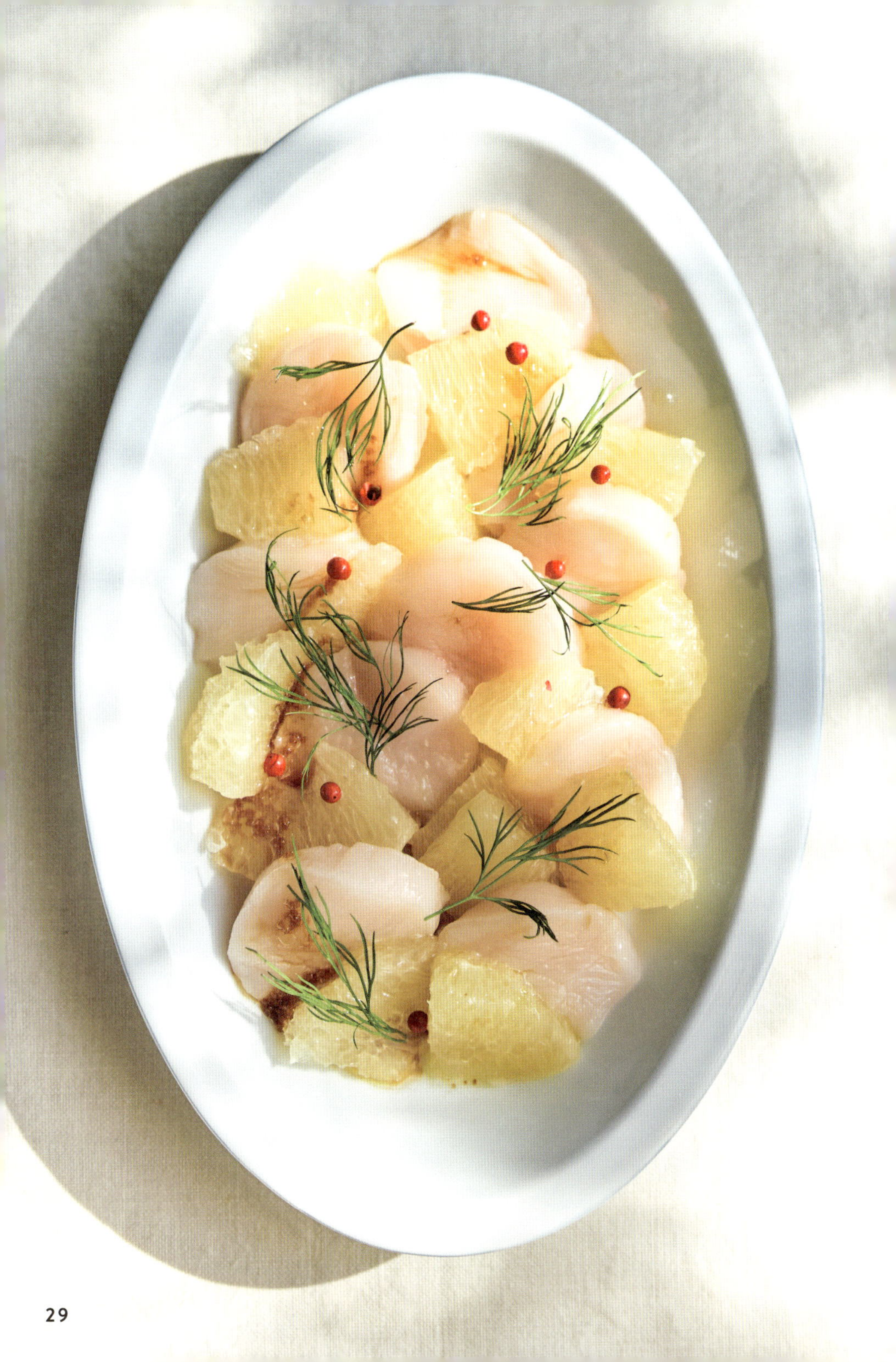

にらのぽかぽかナムル

寒い季節はにらで老化予防

寒い日が続くと、エイジングと関わる腎に負担がかかります。着るものや暖房を上手に使って冷えないようにするのも大事ですが、体の内側からもぽかぽか温めて補腎するのも大事です。にらはそんな寒い日の救世主です。体を温め血の巡りもよくするので、冷えて悪化しやすい生理痛のときなどにもおすすめです。

食材の働き

にら 腎を補う、体を温める、寒さを散らす、血の巡りをよくする、解毒作用も。

酢 血の巡りをよくする、未消化物を除く、止血・解毒作用も。

削り節 気血を補う、胃を健康にする、精を益す。

材料と作り方（1人分）

1. にら（1束）はさっとゆで、4cm長さに切って水気を絞る。
2. 黒酢（大さじ1）、しょうゆ（小さじ1）、ごま油（小さじ1）、白ごま（小さじ1）、削り節（1パック）を**1**に混ぜる。

　＊黒酢がなければ米酢などでもOK。

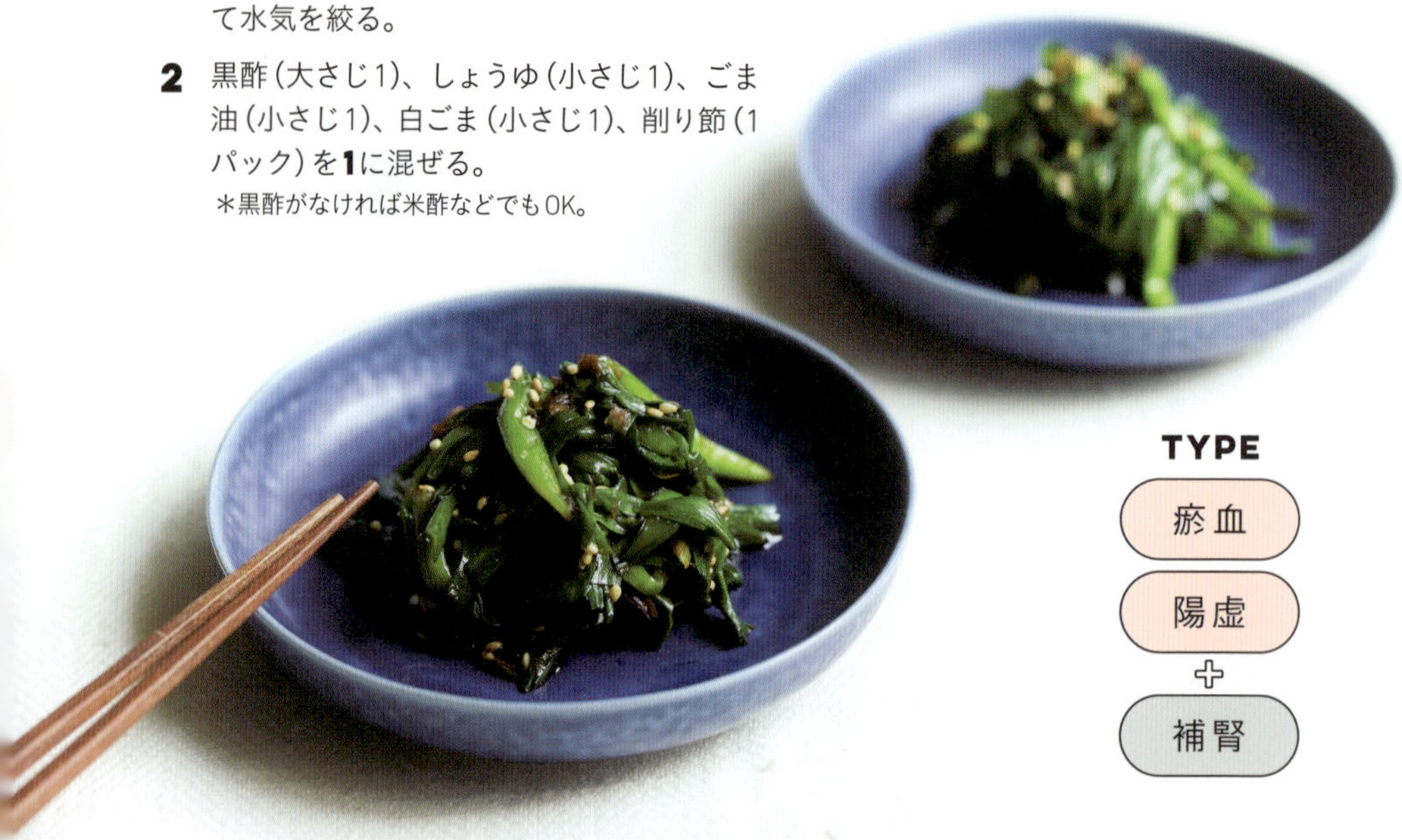

TYPE

瘀血

陽虚

＋

補腎

※潤い不足でのぼせ・ほてりが出やすい人は控えめに。

サーモンとアボカドの美肌オードブル

疲れた肌の救世主

アボカドは栄養価が高く疲労回復や免疫力アップに役立つだけでなく、美顔作用があり、適量をとることで肌ツヤをよくする効果があります。サーモンは気血を補い巡りをよくするので、お肌にしっかり栄養を届けてくれる食べ物。食べてお肌をきれいに保ちましょう。

食材の働き

アボカド　腸を潤し便通をよくする、お腹に元気を補う、美顔作用も。

サーモン　気血を補い巡りをよくする、お腹を温める、腸の滑りをよくする。

材料と作り方（1人分）

1. サーモンとアボカドは一口大に切る。
2. アボカドはオリーブオイル、塩、レモン汁で和える。
3. サーモンはわさびじょうゆで和える。
4. 器に**2**を入れ、その上に**3**を入れ、レモンやハーブを飾る。

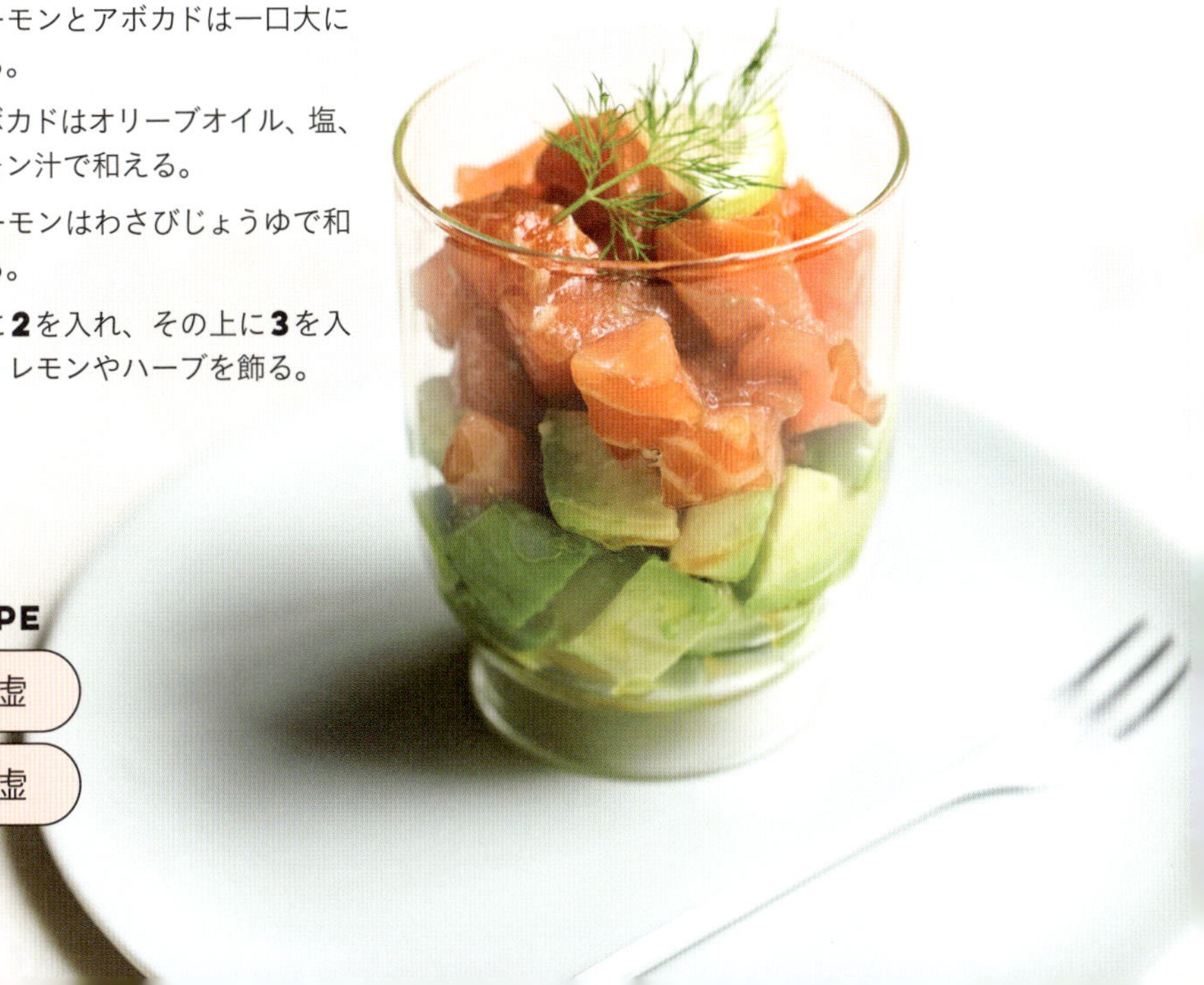

TYPE

気虚

血虚

ヤングコーンとアスパラのオイスター炒め

やる気が起きないときに

なんだかやる気が起きない……。頑張りすぎてエネルギー切れになっちゃうときもありますよね。消耗してしまったエネルギーはしっかり補って、心身共に元気にしてあげましょう。ヤングコーンやグリーンアスパラガスは気を補うだけじゃなく、湿を排出する力もあります。なんだか重ダルいときにも食べるといいですよ。

食材の働き

とうもろこし　胃腸を調和、利尿作用に優れむくみを改善、結石を排出する。

グリーンアスパラガス　気を補う、潤いを生み出す、熱を冷ます、利尿作用。

材料と作り方（1人分）

1. ヤングコーンは皮とヒゲを取り除く。
2. グリーンアスパラガスは食べやすい大きさに切る。
3. フライパンに油を熱し、ヤングコーンとアスパラを炒め、オイスターソースで味つけする。

TYPE

気虚

痰湿

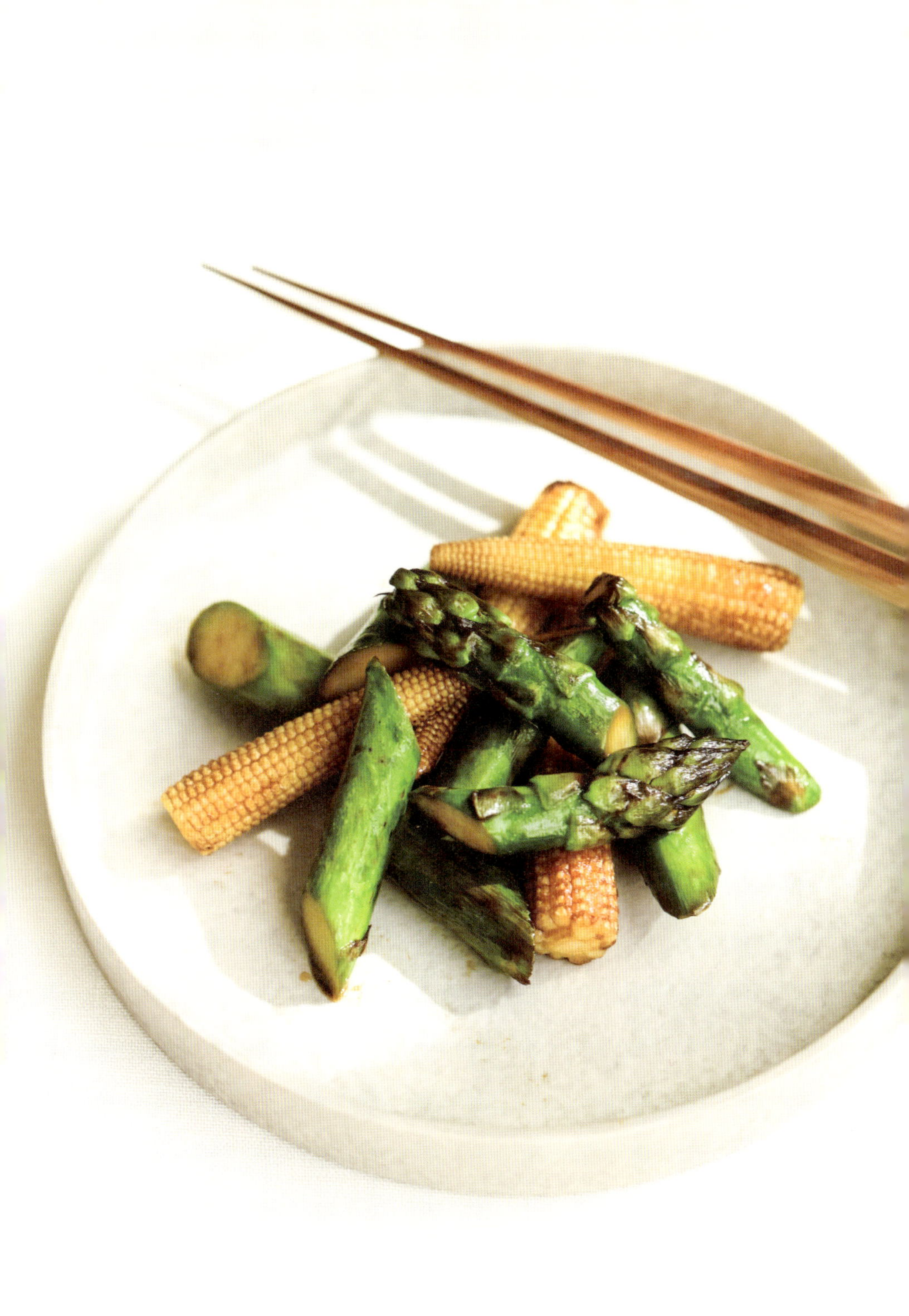

白菜の即席塩昆布漬け

止まらない食欲に白菜

食欲が止まらない人の多くが、食べた後に罪悪感でつらくなっちゃうけど、自分を責めないでくださいね。原因を改善すればスーッと食欲もおさまるはずです。止まらない食欲には苦味のもの、熱を冷ますものを食べるのがよい選択。胃熱を冷ます白菜なら、いくら食べても罪悪感なく、食欲も抑えることができますよ。

食材の働き

白菜　熱を冷ます、イライラを取り除く、胃腸を健康にする、利尿、便通をよくする。

昆布　熱を冷ます、利尿、痰やむくみを改善、体にできた塊を柔らかくする、整腸効果も。

材料と作り方（1人分）

1. 白菜（1/8個くらい）は2cm幅程度に切り、軽く塩揉みして10分程置く。
2. ごま油（大さじ1）、鶏がらスープの素（小さじ1）、白ごま（小さじ1）、おろしにんにく（少々）を混ぜ合わせておく。
3. 白菜の水分をぎゅっと絞り、**2**と塩昆布と混ぜ合わせ、味がなじんだら完成。

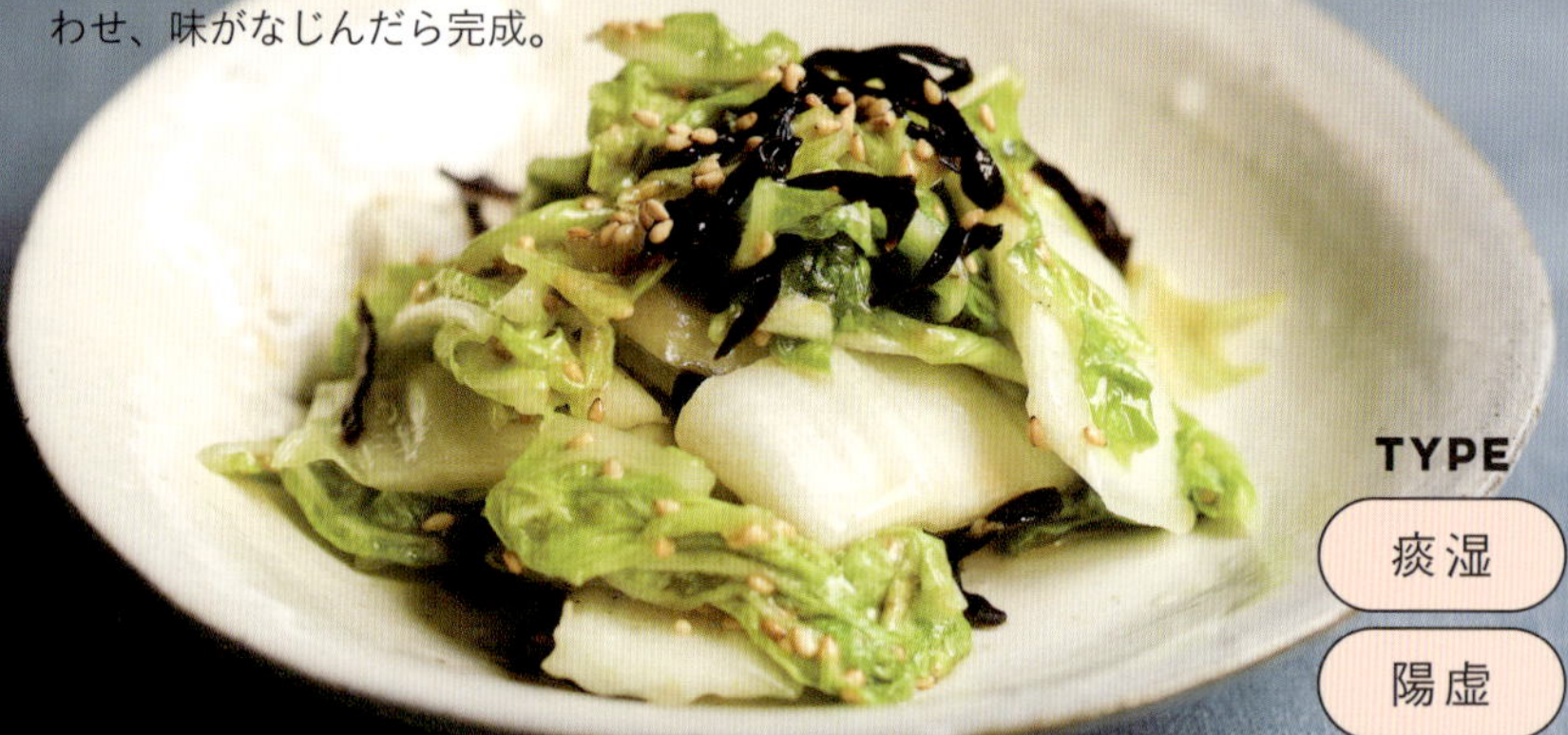

TYPE
痰湿
陽虚

※体が冷えているときは控えめに。

レタスののりサラダ

雨の日のむくみに

雨の日にむくみが悪化しやすい人は、余分な水を排出しつつ、熱を冷ます作用のある食材をとりましょう。甘いもの、脂っこいもの、味の濃いもの、アルコールを控え、体に余分な湿を溜め込まないことも大切です。

食材の働き

レタス　熱を冷ます、血の巡りをよくする、胃腸を健康にする、利尿、便通をよくする、母乳の出をよくする。

きゅうり　熱を冷ます、潤いを生み出す、渇きを止める、利尿、解毒作用も。

のり　熱を冷ます、利尿、痰やむくみを改善、体にできた塊を柔らかくする。

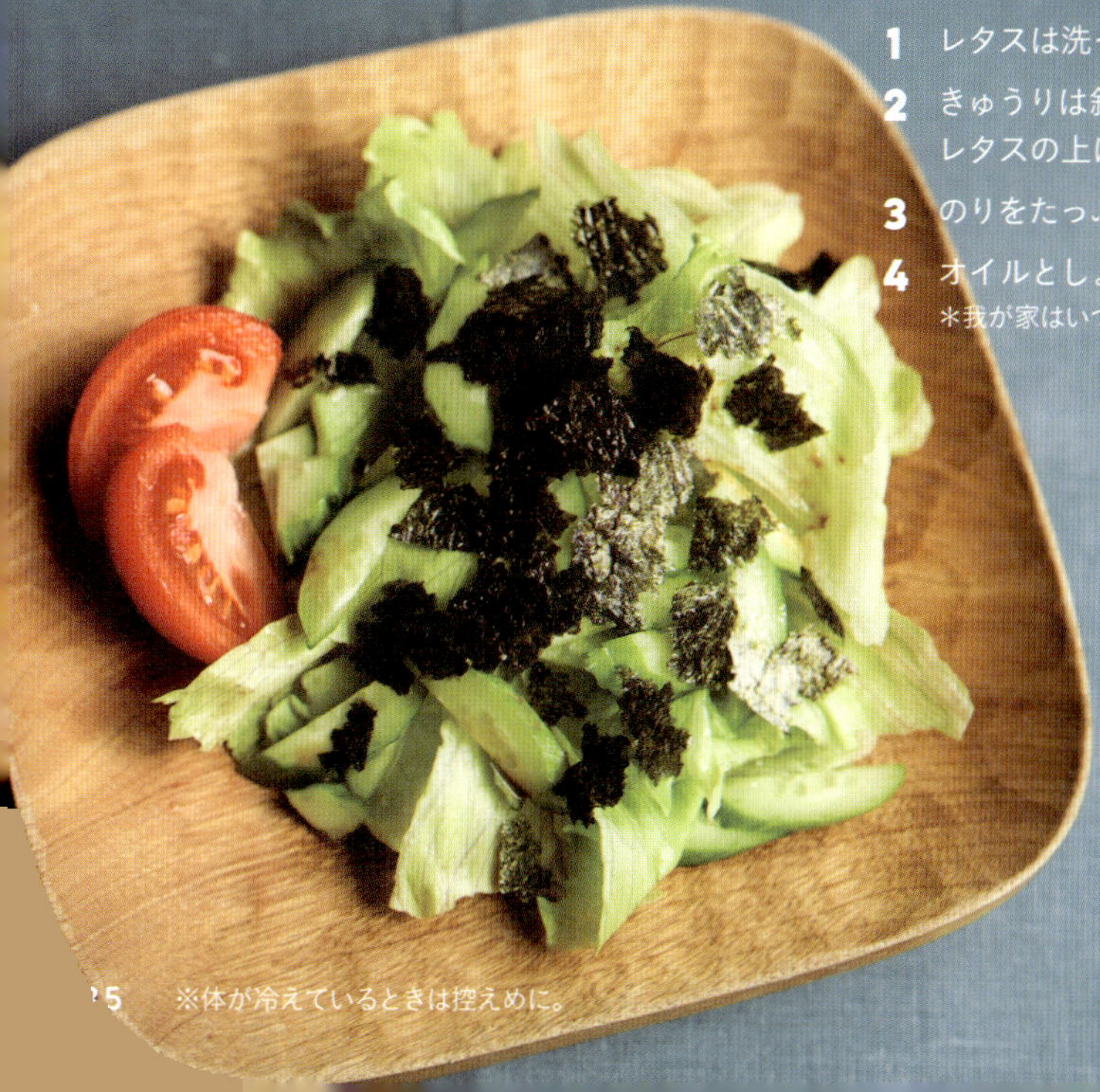

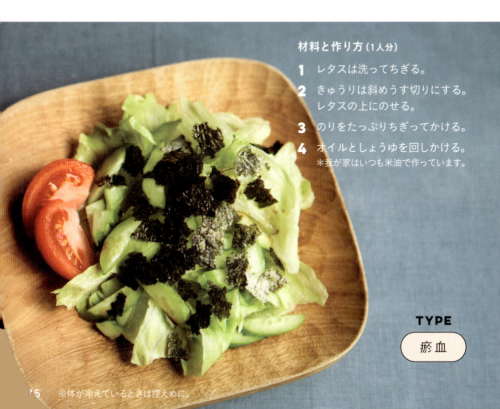

材料と作り方（1人分）

1. レタスは洗ってちぎる。
2. きゅうりは斜めうす切りにする。レタスの上にのせる。
3. のりをたっぷりちぎってかける。
4. オイルとしょうゆを回しかける。
   ＊我が家はいつも米油で作っています。

TYPE

瘀血

※体が冷えているときは控えめに。

マッシュルームとパクチーのアジアンサラダ

ストレス対策にマッシュルーム

生きていればどうしたってストレスはかかるもの。受け止める側がいかによい状態に整っているかで、ストレスの感じ方や体への負担は変わるので、上手に受け流せるようにしておきたいですね。気の巡りを常によくしておけば、ストレスもスルンと受け流すことができますよ。

食材の働き

マッシュルーム　胃腸を健康にする、食欲を増す、便通をよくする、気を巡らせる。

パクチー　気の巡りをよくしイライラを解消、消化不良を改善しお腹の張りを緩和、発汗作用で邪気を追い出す。

レモン　潤いを生み渇きを止める、熱を冷ます、胎児を安定させる。

材料と作り方（1人分）

1　マッシュルームは薄く切る。

2　パクチーは適当な長さに切る。

3　ボウルに**1**と**2**を入れ、オリーブオイル、スライスしたレモン、レモン汁、ナンプラー（お好みで。苦手な場合はしょうゆを適宜）を加えて和える。

TYPE

気滞

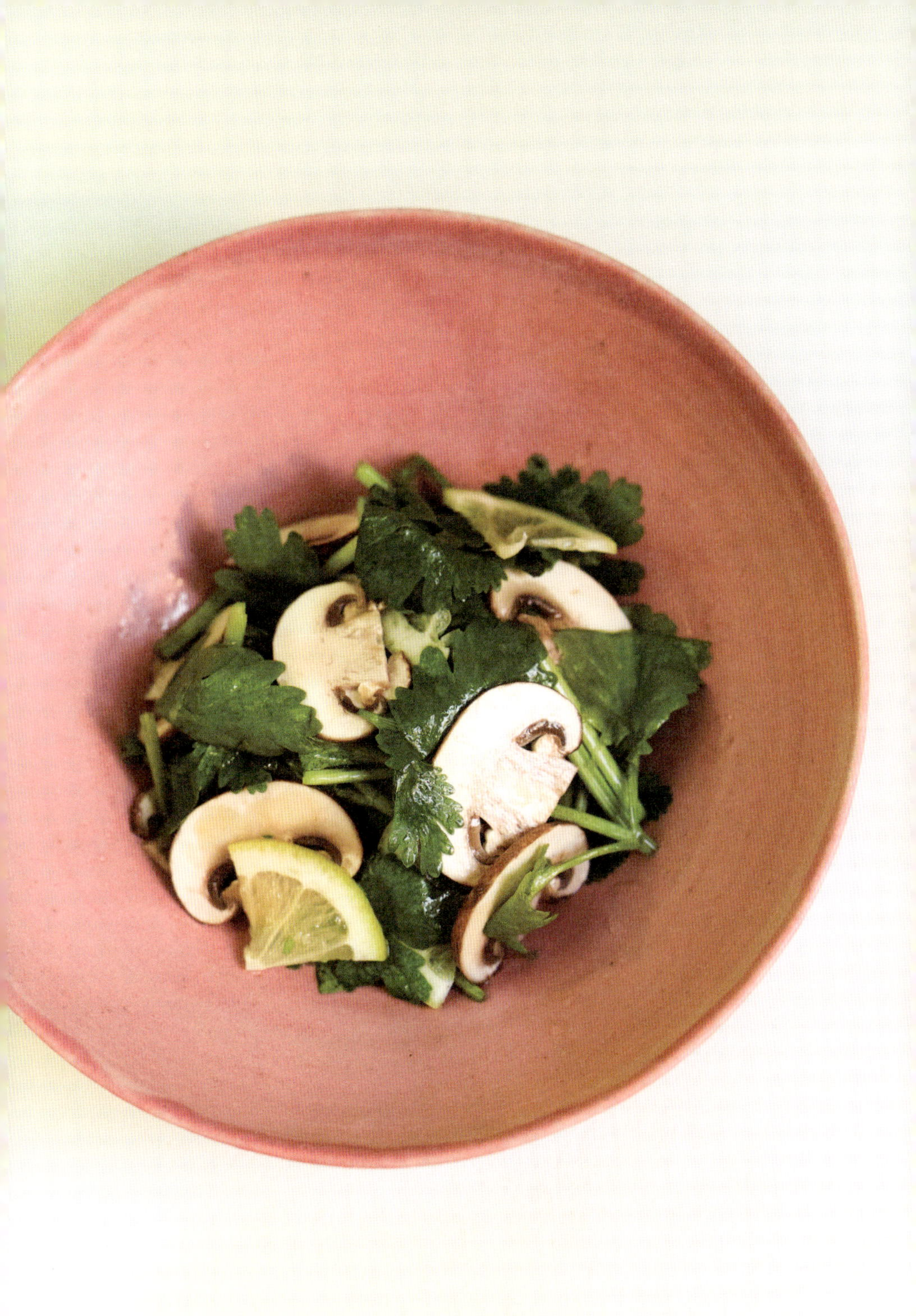

れんこんの磯部焼き

胃腸不調でお疲れの人に

お腹がゆるいと疲れやすくて、気持ちもクヨクヨ。本当にしんどいですよね。まずは優しくお腹を整えてあげましょう。れんこんは生と加熱で効能が変わる食材。生のれんこんはお腹を冷やしてしまうので、しっかり火を通して食べてくださいね。

食材の働き

れんこん（加熱） 腎を補う、胃腸を健康にする、下痢を止める。

にんにく お腹を温める、胃腸を健康にする、食欲を増す、咳を止める、痰を除く、解毒作用も。

青のり 熱を冷ます、痰を除く、利尿。

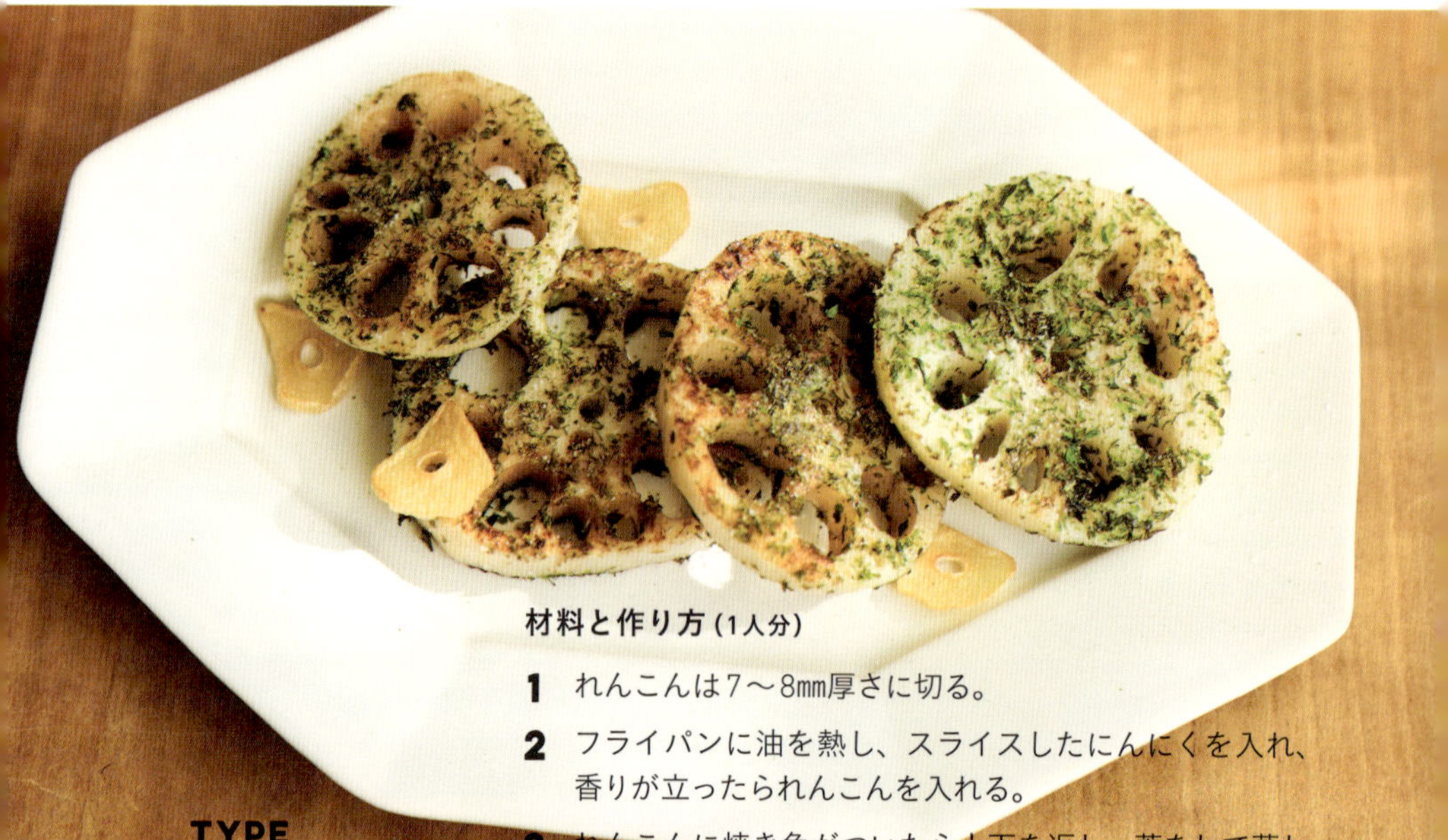

材料と作り方（1人分）

1. れんこんは7～8㎜厚さに切る。
2. フライパンに油を熱し、スライスしたにんにくを入れ、香りが立ったられんこんを入れる。
3. れんこんに焼き色がついたら上下を返し、蓋をして蒸し焼きにする。（にんにくはれんこんの上にのせておくと焦げません）火が通ったら塩をふり、青のりをまぶす。

TYPE

気虚

キャベツと紫蘇のすだち和え

胃腸スッキリ!

食べすぎちゃって、胃がムカムカ。未消化物がお腹に溜まっている感じ。ゲップが臭い……そんなときは一旦お腹をスッキリさせましょう。キャベツと紫蘇は、胃腸を整えつつ、未消化物を排出してくれる組み合わせ。すだちと紫蘇のよい香りで気分もスーっとします。

食材の働き

キャベツ　胃を健康にする、五臓の巡りをよくする、腎を補う、筋骨を丈夫にする。

紫蘇　気を巡らせる、胃腸の働きを整える、寒さを散らし邪気を除く、胎児を安定させる、解毒作用も。

すだち　気の巡りをよくする、渇きを止める、未消化物を除く。

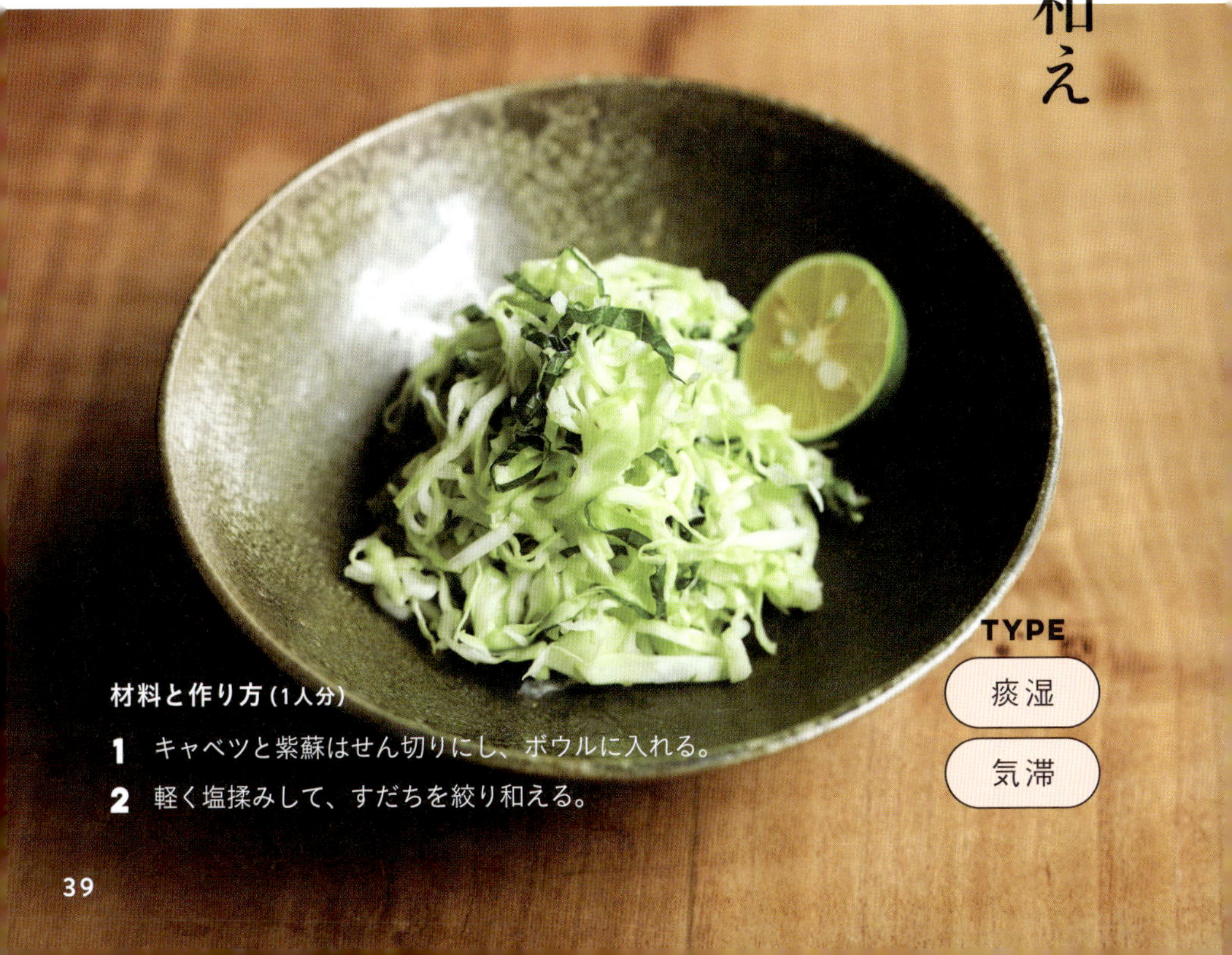

TYPE

痰湿

気滞

材料と作り方（1人分）

1. キャベツと紫蘇はせん切りにし、ボウルに入れる。
2. 軽く塩揉みして、すだちを絞り和える。

半熟卵とベーコンのほうれんそうサラダ

血を補う食材で質のよい睡眠を

寝つきが悪い。ぐっすり眠れた感じがしない。夢が多い。昼間は頭がボーっとして、お肌や髪は乾燥傾向。そんな人は血虚タイプの不眠かも。血は寝ている間に作られるので、眠れないと不足してますます不眠に。補血食材でしっかり血を補って、悪循環を断ち切りましょう。

食材の働き

卵　潤いを生む、血を補う、情緒を安定させる、精を益す。

ほうれんそう　血を補う、潤いを生み出す、熱を冷ます、胸苦しさや便秘を改善。

ベーコン（豚肉）　潤いを補う、乾燥を緩和、エイジングケア、気を補う、疲労回復にも。

材料と作り方（1人分）

1 卵は約7分ゆでて殻をむき、粗くつぶす。

2 ほうれんそうはゆでて水気を絞り、3cm長さに切る。

3 フライパンを熱し、みじん切りにしたにんにく、一口大に切ったベーコンを入れ、カリっと炒める。

4 ボウルにオリーブオイル（大さじ1）、ワインビネガー（大さじ1）、**2**、**3**を入れて混ぜる。
＊ワインビネガーがなければ酢でも。

5 **1**を加えて塩をふり、軽く混ぜ合わせる。ブラックペッパーをふる。

TYPE

血虚

陰虚

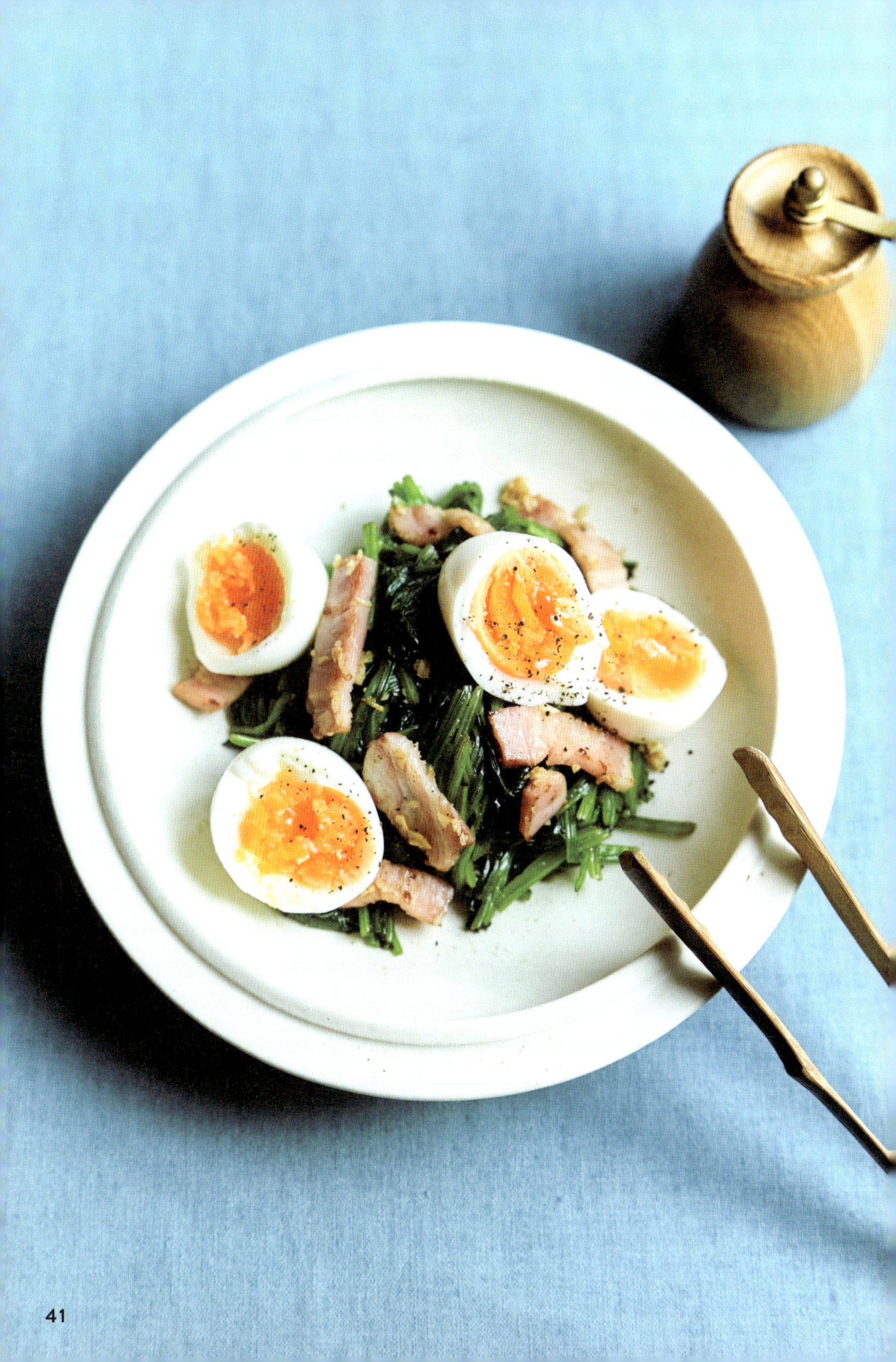

ズッキーニとトマトのマリネ

渇いた体は潤す食材でケア

汗をいっぱいかくと体は潤い不足に。水をガブガブ飲むけど渇きが癒えず、むくんで体がダル重……なんてことありませんか。そんなときは水分ガブガブよりも、体を潤し、渇きを止めてくれる食材がおすすめです。

食材の働き

ズッキーニ　熱を冷ます、潤いを生み出す、肺を潤す、渇きを止める。

トマト　体液を生み出す、渇きを止める、微寒性のため暑気あたりを改善、胃を健康にする、食欲を増す。

材料と作り方（1人分）

1 トマトは一口大に切る。

2 ズッキーニは輪切りにし、オリーブオイルで少し焼き目がつくくらいにじっくり焼き、ハーブソルトで下味をつけておく。

3 ボウルに酢（大さじ1）、オリーブオイル（大さじ1）、砂糖（ひとつまみ）を混ぜ合わせ、**1**と**2**（熱いまま）を入れ和える。ドライのバジルがあれば加える。

4 冷蔵庫で冷やして味をなじませる。

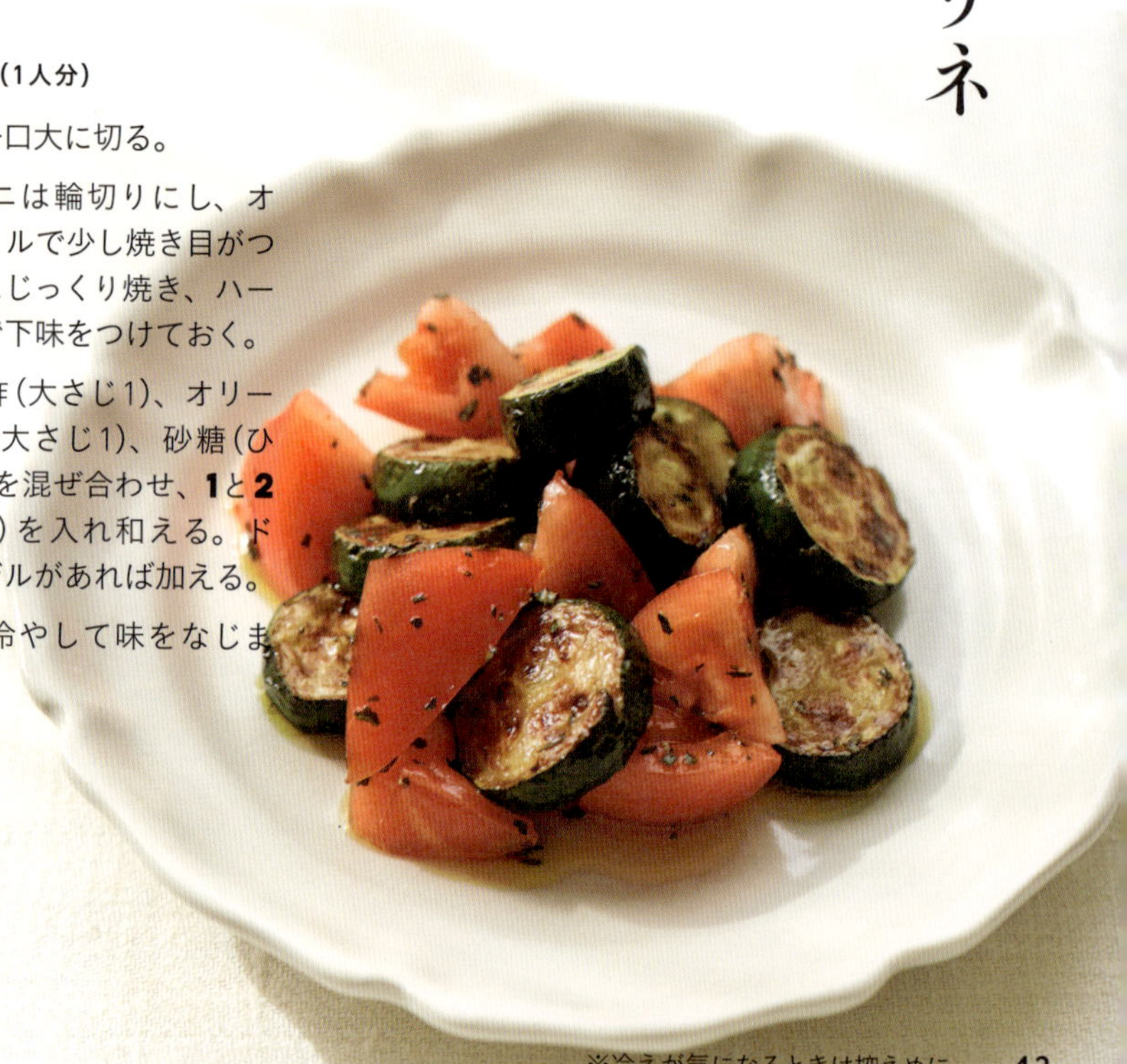

TYPE

陰虚

※冷えが気になるときは控えめに。

かぶの赤紫蘇ふりかけ和え

消化不良にかぶ

胃腸負担が多い季節は、大根やかぶなど消化を助ける常備菜を食卓に。お腹が冷えていたら、温める力が強い赤紫蘇もおすすめ。かぶと合わせるとぽかぽか温性コンビ。栄養的にも抗酸化作用をもつアントシアニンやカリウムが豊富で、目の健康やむくみの改善にも役立ちます。

食材の働き

かぶ　五臓を補う、体を温める、食欲を増す、消化を助ける、潤いを補う、気を降ろす、解毒作用も。

赤紫蘇　気を巡らせる、胃腸の働きを整える、寒さを散らし邪気を除く、胎児を安定させる、解毒作用も。

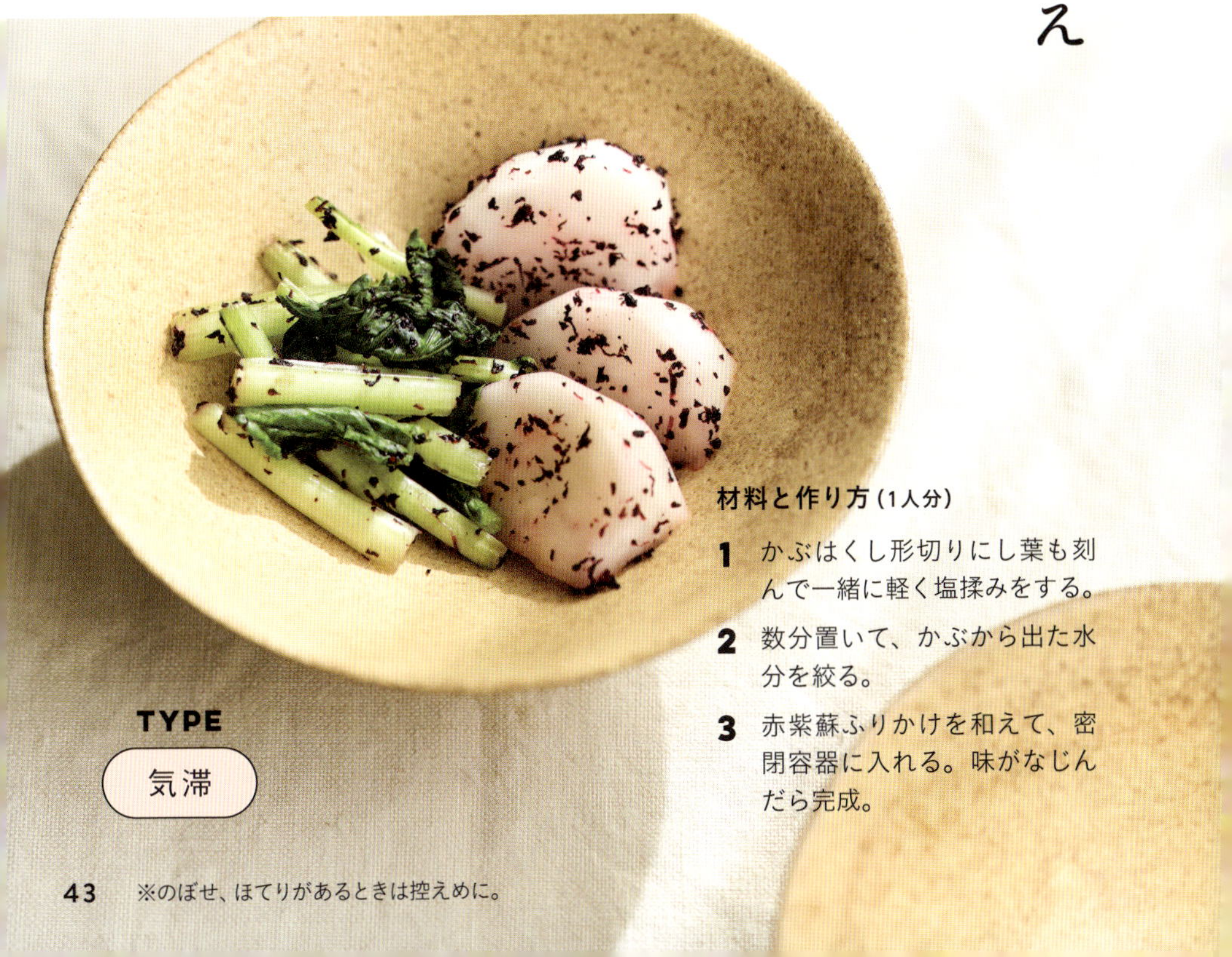

材料と作り方（1人分）

1. かぶはくし形切りにし葉も刻んで一緒に軽く塩揉みをする。
2. 数分置いて、かぶから出た水分を絞る。
3. 赤紫蘇ふりかけを和えて、密閉容器に入れる。味がなじんだら完成。

TYPE

気滞

※のぼせ、ほてりがあるときは控えめに。

じゃがいもといんげんのハーブ焼き

止まらない汗にいもと豆

運動をした訳じゃないのに汗がタラタラ、ジワジワ、止まらない。それは汗をキュッと体の中に留めておく力（気）が足りないから、タラタラ漏れ出てしまうのです。まずはしっかり気を補うのが大事。いもも豆も「補気」の食材。いんげんは湿を排出してくれる力もあるので、ダブルで汗対策ができますよ。

食材の働き

じゃがいも　気を補う、胃の働きを調整し胃腸を健康にする。

さやいんげん　胃腸を健康にする、気を益す、湿を除く。

材料と作り方（1人分）

1. じゃがいもとさやいんげんは食べやすい大きさに切る。
2. フライパンにオリーブオイルを熱し、じゃがいもを焼く。
3. こんがり焼けたら、さやいんげんを加えてさっと炒める。
4. ハーブソルトとバジルで味つけをする。

TYPE

気虚

痰湿

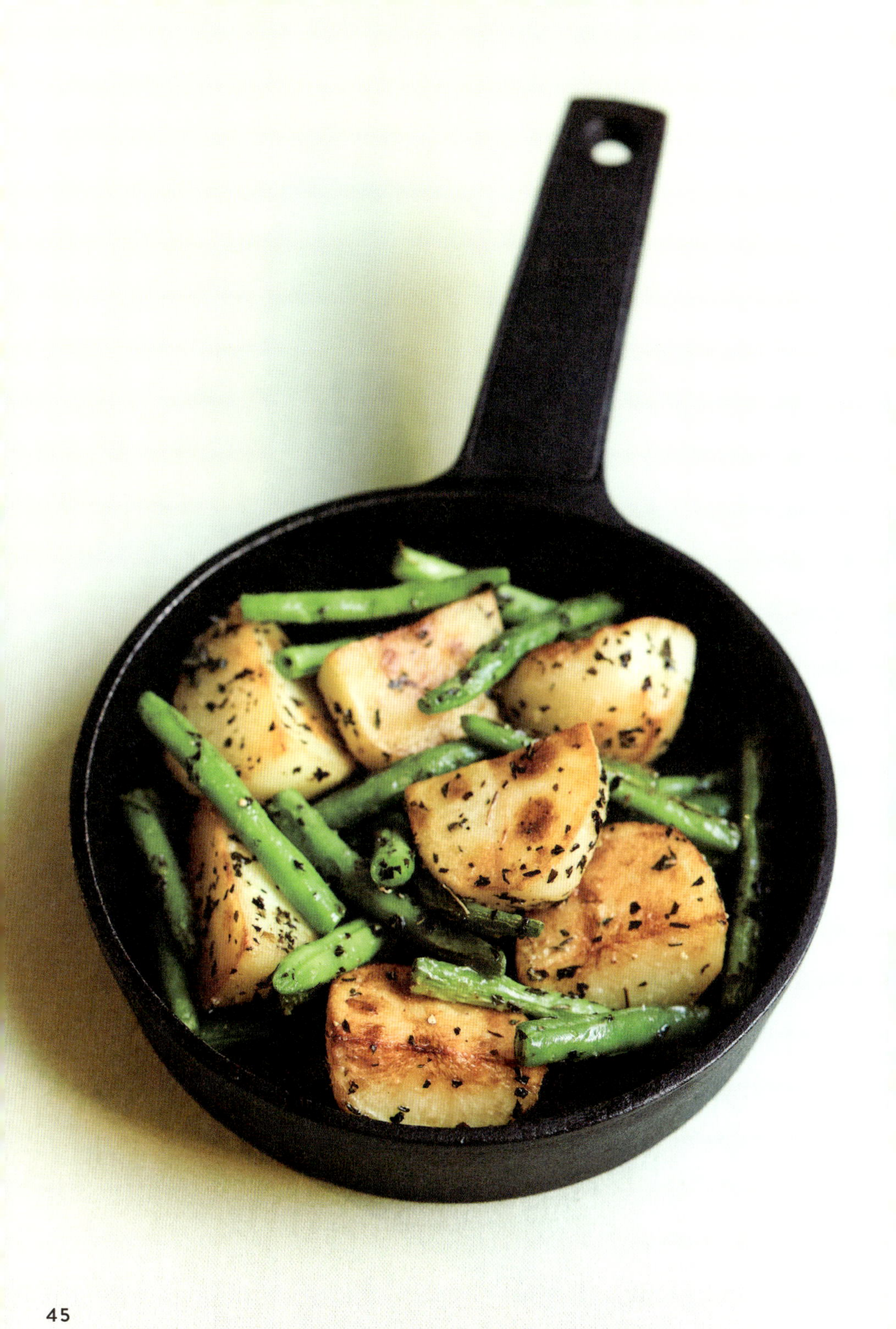

大根の塩麹漬け

花粉対策に胃腸ケア

花粉対策は胃腸をしっかり立て直すことが大事。胃腸が整うと土台がしっかりするので、さまざまな不調の原因を改善したり、バリア機能が高まり、外的要因に揺らぎにくい体を作ることができるのです。麹は言わずと知れた発酵食品。消化吸収を促進し、腸の善玉菌を増やして腸内環境を整えてくれます。

食材の働き

大根　消化を助ける、痰を取り除く、気を降ろす。

材料と作り方（1人分）

1 大根（1/4本くらい）は薄いいちょう切りにして保存用密閉袋に入れる。

＊写真は赤大根ですが、白い大根でもかまいません。

2 塩麹（大さじ1）、酢（小さじ2）、はちみつ（小さじ1）を加え、袋の上から軽く揉む。冷蔵庫に数分入れて味をなじませる。

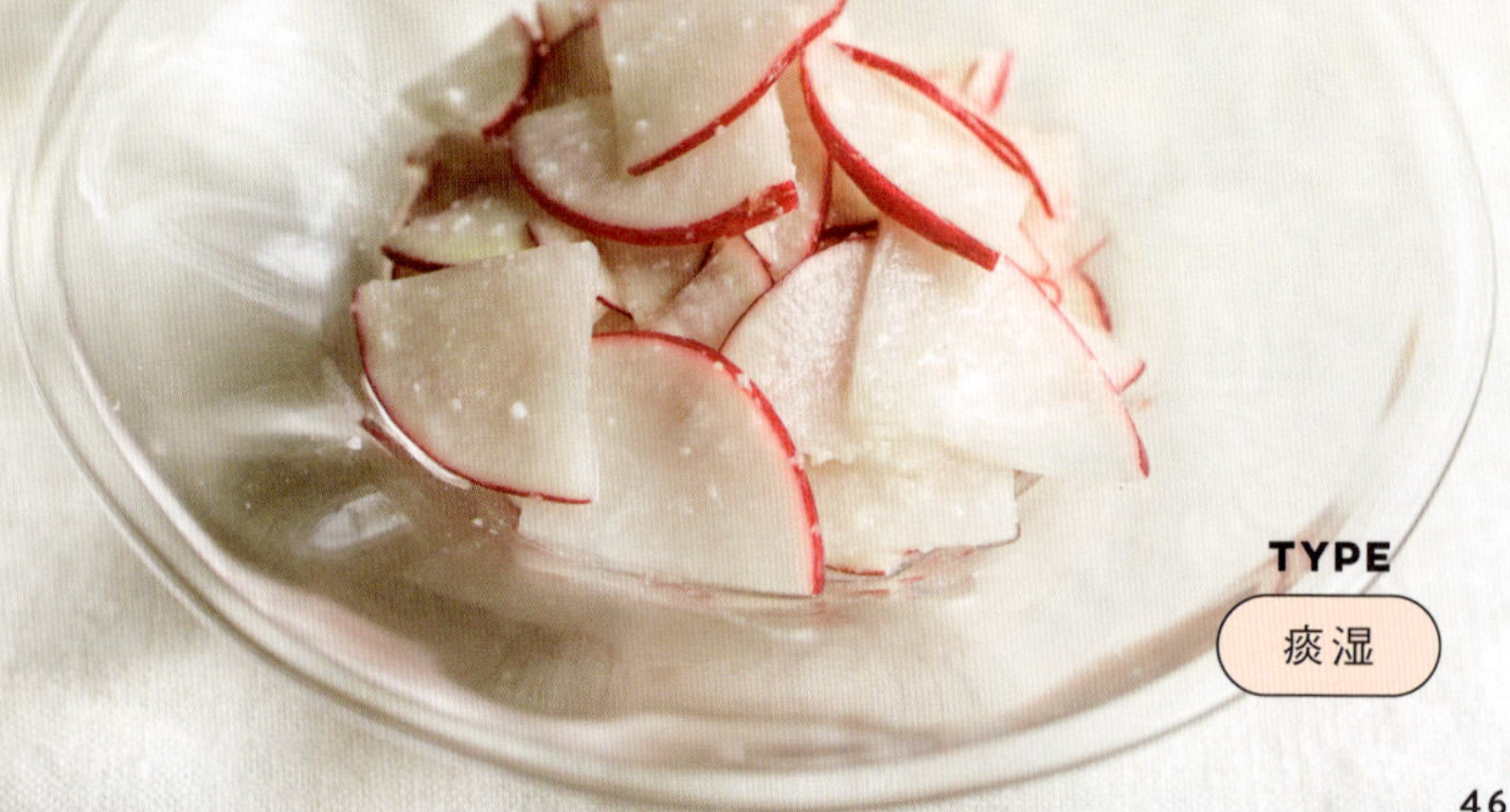

TYPE

痰湿

たことトマトのしょうが炒め

カサカサかゆかゆの乾燥肌に

たこは薬膳的に「生肌《しょうき》」といい、肌の再生を促し整える働きがあります。血を十分に補ってお肌に栄養を届け、潤し整えるというイメージ。トマトは潤い効果があり、酸味でたこの補血力をアップさせてくれるよい組み合わせです。

食材の働き

たこ　気血を補う、筋骨を丈夫にする、肌を再生する。

トマト　体液を生み出す、渇きを止める、微寒性のため暑気あたりを改善。

紫蘇　気を巡らせる、胃腸の働きを整える、寒さを散らし邪気を除く、胎児を安定させる、解毒作用も。

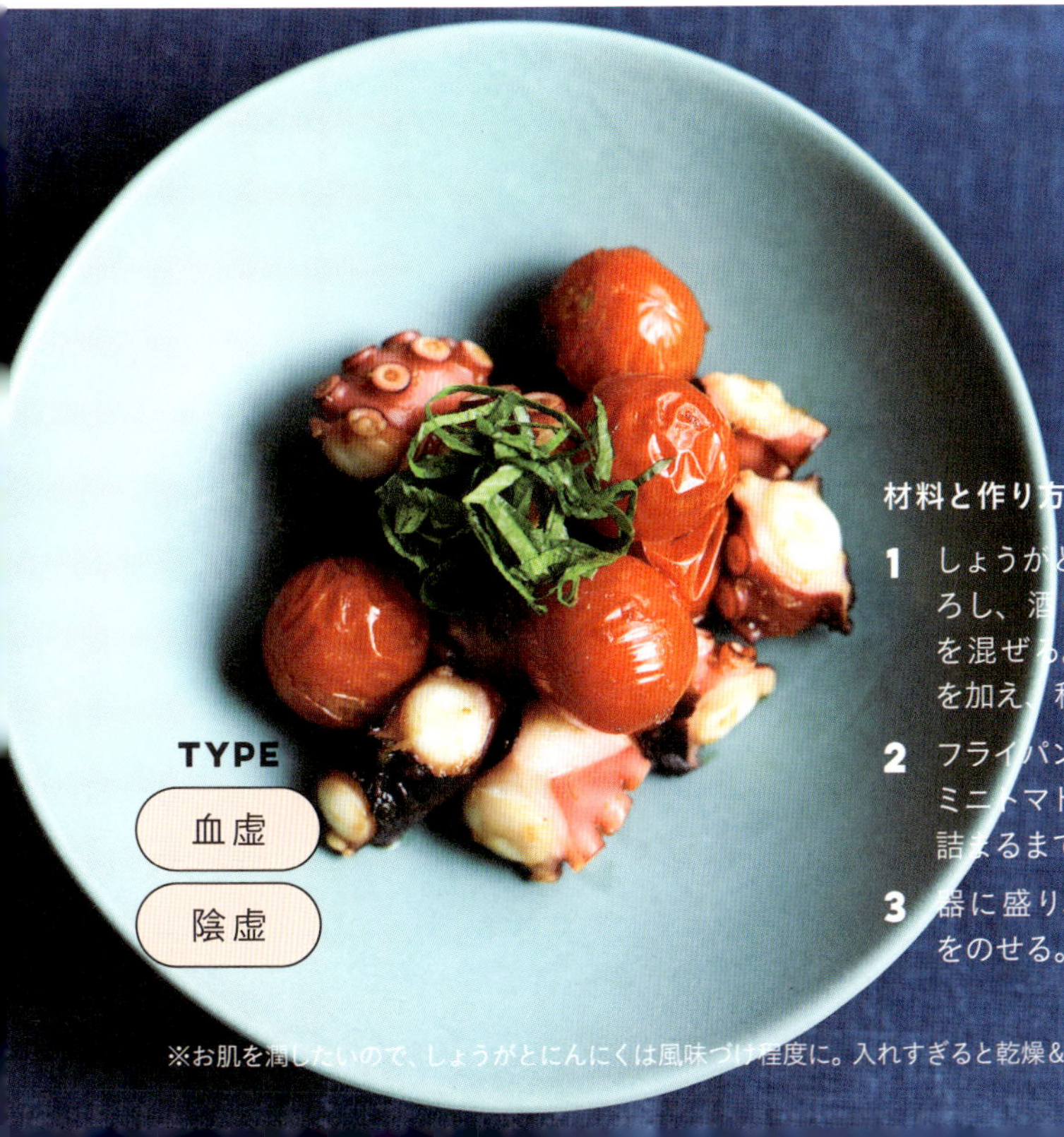

TYPE

血虚

陰虚

材料と作り方（1人分）

1. しょうがとにんにくはすりおろし、酒・しょうゆ・みりんを混ぜる。たこのぶつ切りを加え、和える。
2. フライパンを熱し**1**を炒める。ミニトマトを加え、たれが煮詰まるまで炒める。
3. 器に盛り、紫蘇（せん切り）をのせる。

※お肌を潤したいので、しょうがとにんにくは風味づけ程度に。入れすぎると乾燥&かゆみが悪化します。

やまいもとブロッコリーのオイスターソース炒め

補腎食材でエイジングケア

冬は腎と関わりの深い季節。しっかり補腎しておかないとどんどん老化が進んでしまいますよ。やまいもとブロッコリーを使ったこのレシピは、すべて「補腎」、エイジングケアばっちりな組み合わせ。冬が本格的になる前に、しっかり養生しておきたいですね。

食材の働き

やまいも　腎を補う、精を益す、胃腸を健康にする、気を補う。
ブロッコリー　腎を補う、強壮作用、胃腸を健康にする。
くるみ　腎を補う、精を益す、体を温める、脳の健康、美髪効果、咳を止める、肌を潤す、便通をよくする。
オイスターソース　胃腸を健康にする、血を補う、腎を補う。

TYPE

陰虚
陽虚
＋
補腎

材料と作り方（1人分）

1 やまいもはスティック状に切り、片栗粉を軽くまぶす。

2 ブロッコリーは一口大に切り、軽く塩ゆでをする。

3 フライパンに油を熱し、**1**を表面がカリっとするまで転がしながら焼く。

4 ブロッコリーを加えてさっと炒め、オイスターソースで味つけする。

5 粗めに砕いたくるみを和える。

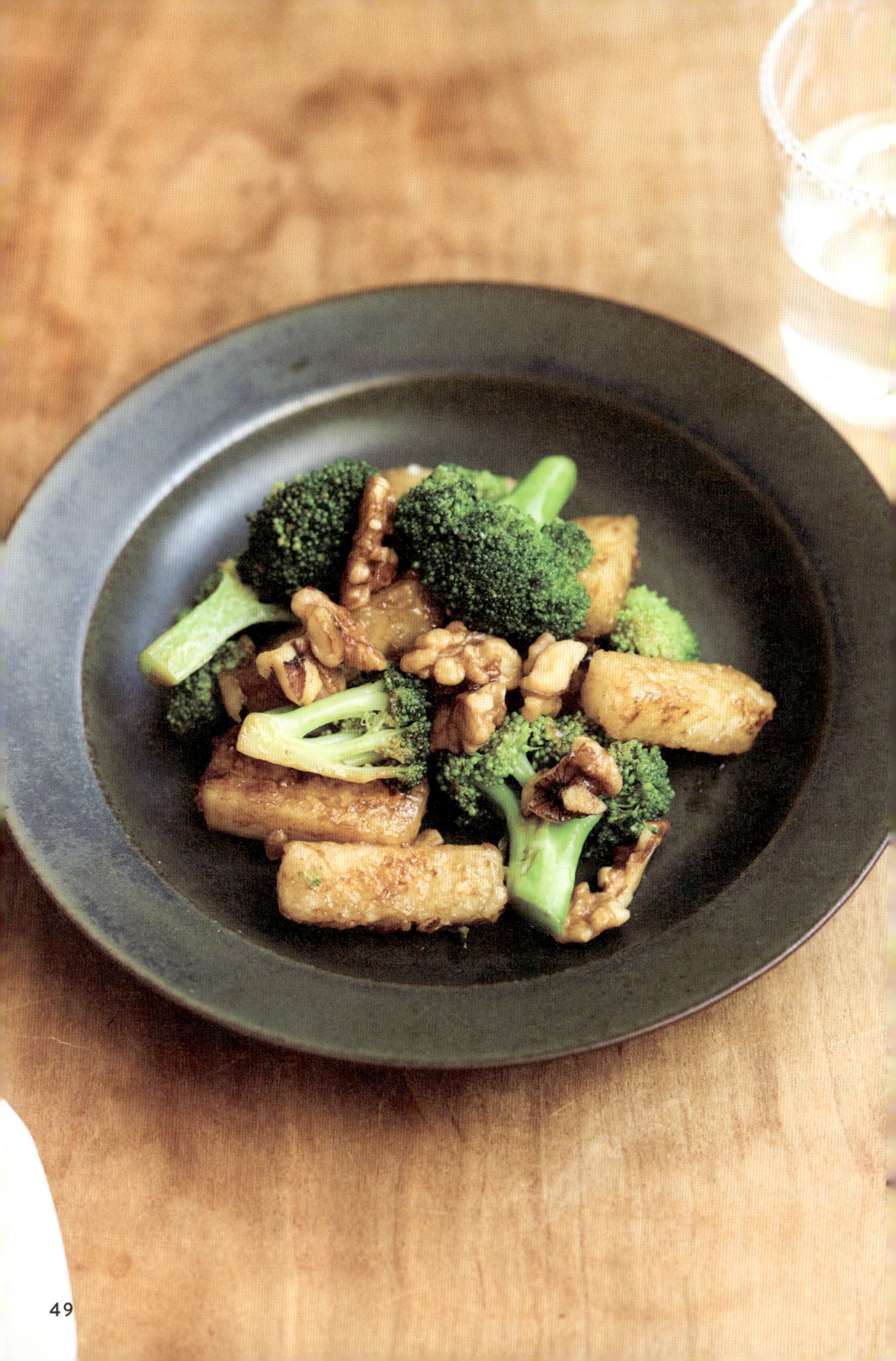

しゃきしゃきピーマンの香味和え

イライラはピーマンでスッキリ

自分ではどうにもできないイライラ、本当につらいですよね。日頃からスーっと気を巡らせてくれる食材を取り入れれば、つらくなる前に整えることができます。

食材の働き

ピーマン　気の巡りをよくする、胸苦しさを取り除く、肝の亢進を抑える、胃腸を整える、食欲を増す。

紫蘇　気を巡らせる、胃腸の働きを整える、寒さを散らし邪気を除く、胎児を安定させる、解毒作用も。

みょうが　気血の巡りをよくする、痰を除く、咳を止める、消化を助ける、月経を整える。

材料と作り方（1人分）

1　ピーマンは半分に切り、薄くスライスする。

2　ピーマン、細く刻んだ紫蘇、スライスしたみょうが、削り節、しょうゆを混ぜ合わせる。

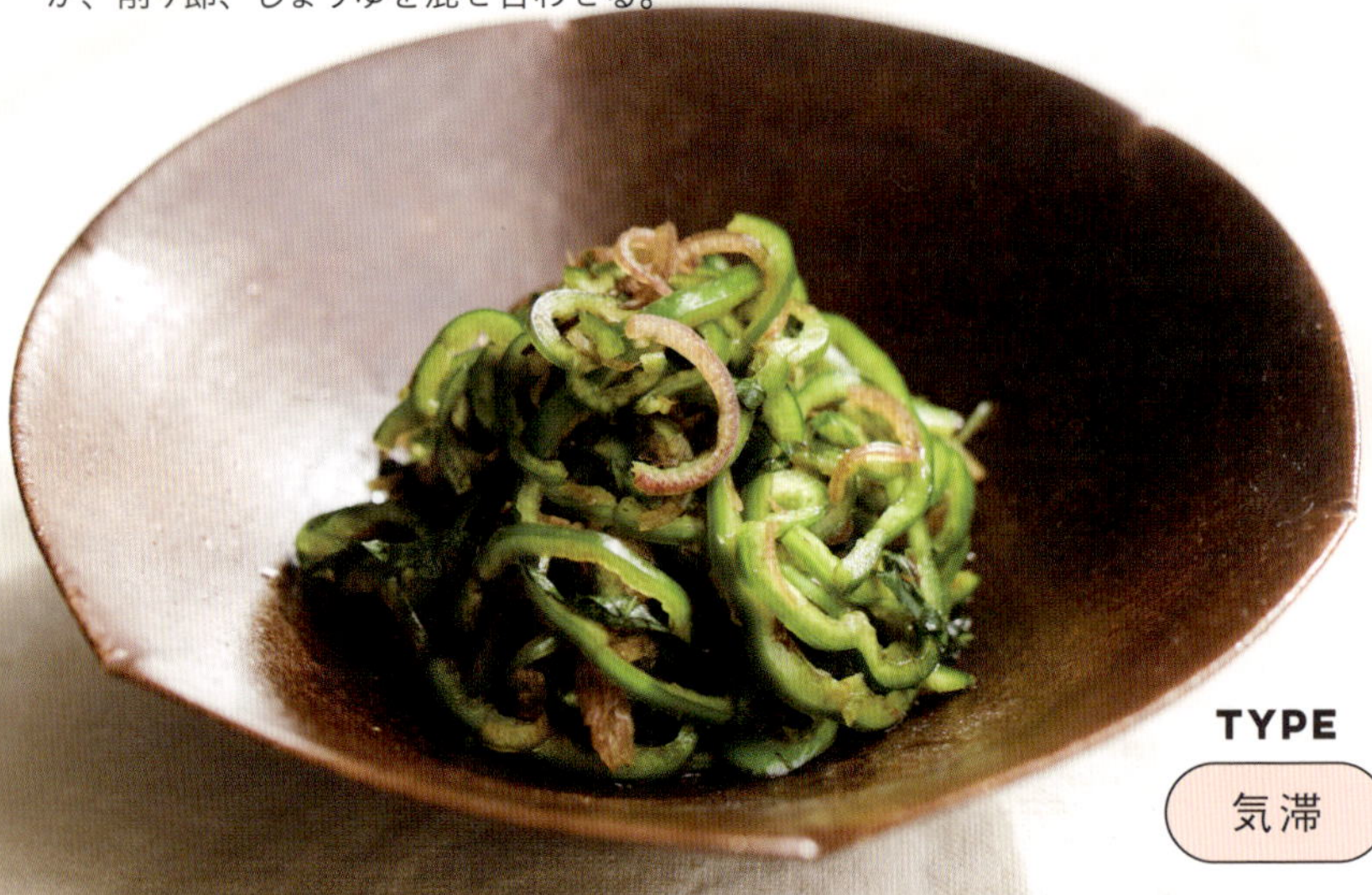

TYPE

気滞

PART2

SOUP

ちょい足しスープ

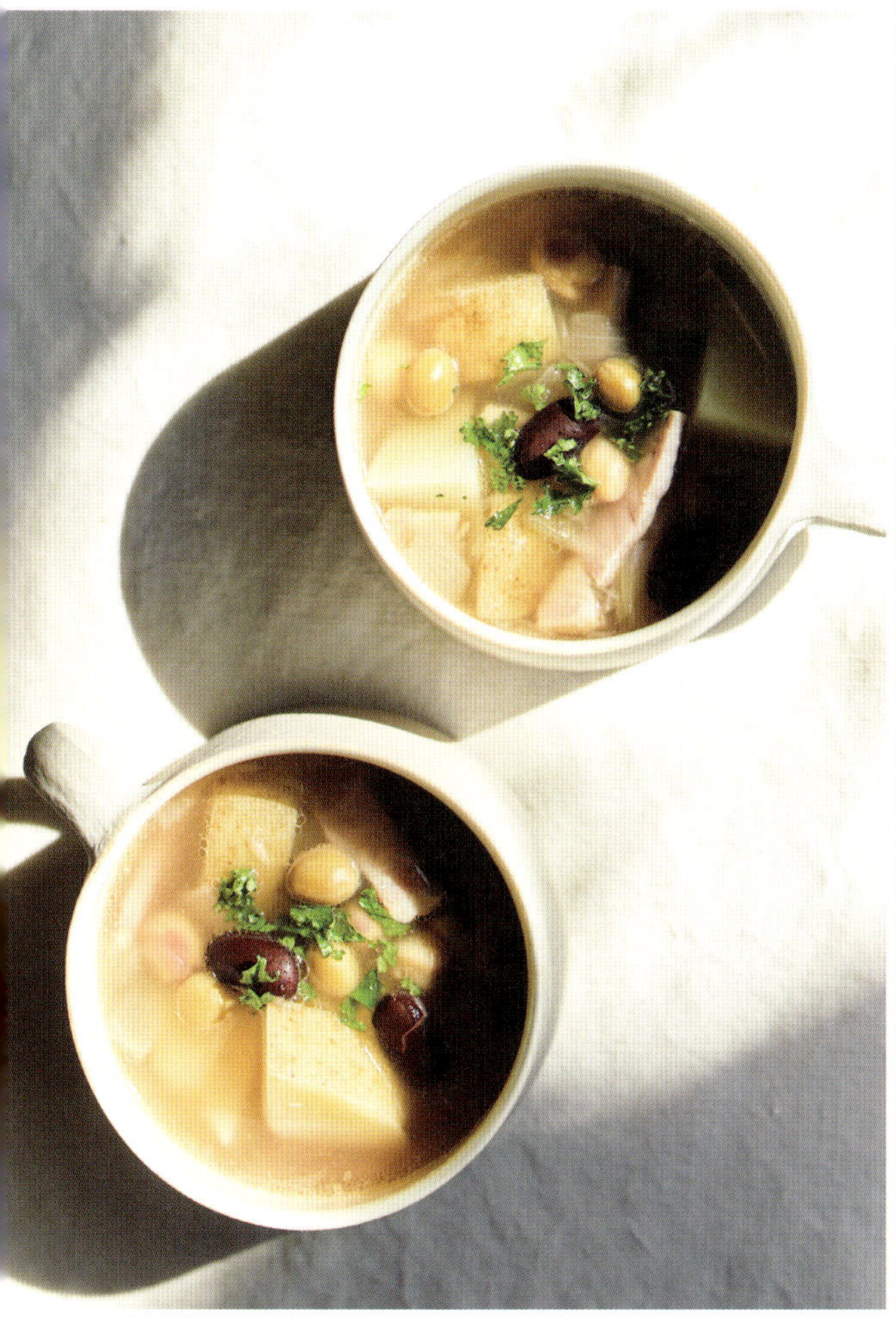

野菜の栄養を余すことなくとれるスープは、胃腸にもやさしく、おすすめの調理法です。胃腸を温めたり排出を促したり、潤いを補ったり巡りをよくしたりと、食材によって薬膳的効果はさまざま。不調に合わせたレシピを選んでくださいね。

かぶと桜えびのスープ

お腹ぽかぽか内側から温まるスープ

寒い日は温かいスープがおいしいですよね。でもトマトやセロリなど「涼性」の素材は温かい状態でとっても、体の熱を冷ます働きがあります。寒い日は「温性」の食材で内側から温めましょう。また、しょうがたっぷりのスープも薬膳的に夜はNG。しょうがで陽を引っ張り上げると眠れなくなったり、体が消耗して弱ってしまうといわれているので注意して。夜にしょうがを使いたいときは風味づけ程度に。

食材の働き

かぶ　五臓を補う、体を温める、食欲を増す、消化を助ける、潤いを補う、気を降ろす、解毒作用も。

桜えび（えび）　腎陽を補う、気を補う、母乳の出をよくする、食欲を増す。

材料と作り方（1人分）

1 かぶは洗ってくし形切りにする。葉も刻んでおく。

2 鍋に湯を沸かし、かぶを入れて煮る。

3 かぶが透き通ってきたら鶏がらスープの素で味を整える。かぶの葉と桜えびを入れ、少しだけ煮たら完成。

TYPE

陰虚

陽虚

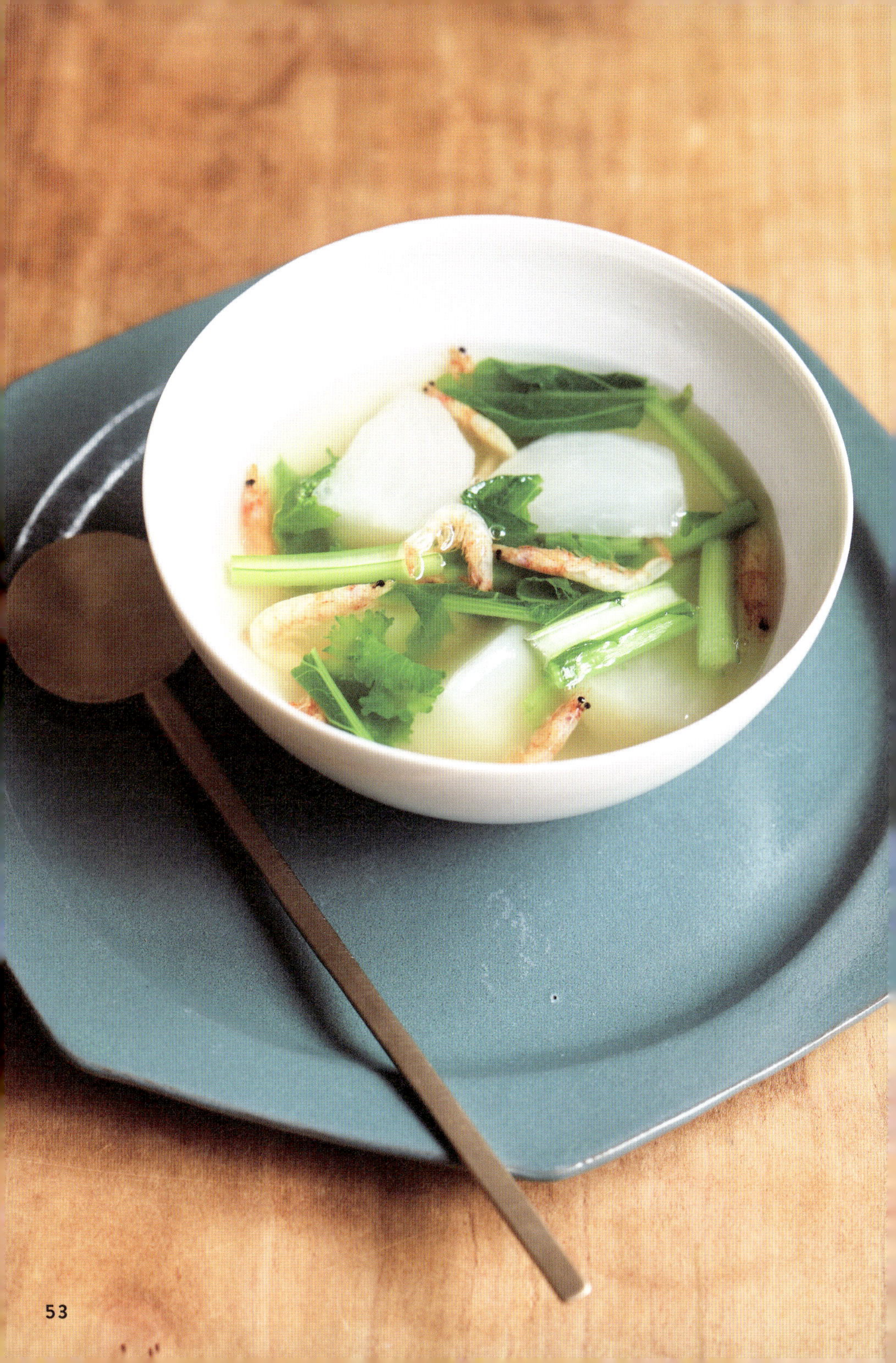

さばストローネ

生理痛にさば

生理は毎月たくさんの血を消耗します。血が少なくなると巡りも悪くなって、生理痛や肩こり、頭痛、お肌のくすみなどの原因に。補血食材も活血食材もたっぷりとって、よい血を巡らせましょう。

食材の働き

さば　気血を補う、血の巡りをよくする、湿を除く、胃腸を健康にする。
玉ねぎ　気血の巡りをよくする、胃を整える、痰を除く。
にんじん　胃腸を整える、消化不良を改善、血を補う、目を健康にする。
セロリ　肝の働きを整える、熱を冷ます、利尿作用、解毒作用も。
トマト　体液を生み出し渇きを止める、微寒性のため暑気あたりを改善。
キャベツ　胃を健康にする、五臓の巡りをよくする、腎を補う、筋骨を丈夫にする。

材料と作り方（1人分）

1 にんにくはみじん切りにし、鍋で香りが立つまで炒める。

2 水を入れ、一口大にカットした野菜（写真は玉ねぎ、にんじん、セロリ、キャベツ、ミニトマト）を入れる。お好みできのこ類を入れてもおいしい。

3 野菜に火が通ったら、トマト水煮缶（ダイス）、さば水煮缶を入れる。

4 コンソメ、クレイジーソルトで味を調える。

TYPE

血虚

瘀血

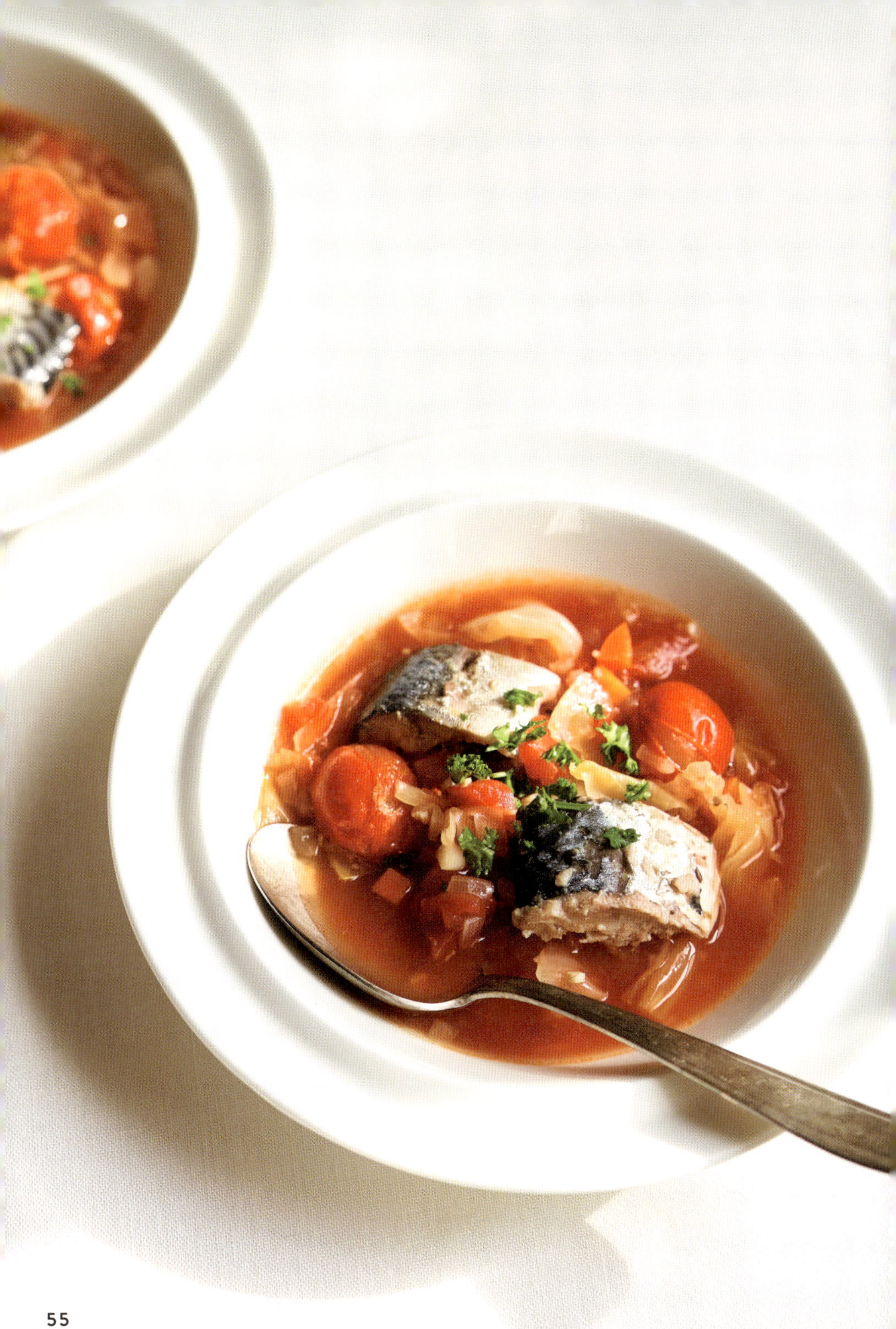

春菊と柚子鶏だんごのスープ

日々のストレス対策に

忙しさも体にとってはストレス。嫌なことがなくても、寒暖差だって立派なストレスです。ストレスをなくすって難しい。だから日頃から体を整えて、多少のストレスで不調が出ないようにしておくのが大切です。ストレス対策には香りが重要。春菊はグツグツ煮込まず、香りを大切にしましょう。

食材の働き

春菊　気の巡りをよくする、情緒を安定させる、肺の熱を取る、痰を除く、胃を整える。

柚子　気の巡りをよくする、消化不良を改善する、吐き気を止める、痰を除く、魚介類の解毒も。

鶏肉　気を補う、お腹を温める、精を補う。

TYPE

気虚

気滞

材料と作り方（1人分）

1 ボウルに鶏ひき肉、刻んだねぎ、柚子の皮、酒、しょうゆを入れて混ぜ合わせる。

2 鍋に湯を沸かし、白だしで味を整え、**1**をスプーンで丸めながら入れる。

3 鶏だんごに火が通ったら、一口大に切った春菊を入れて一煮立ちさせる。器に盛り、柚子の皮を散らす。

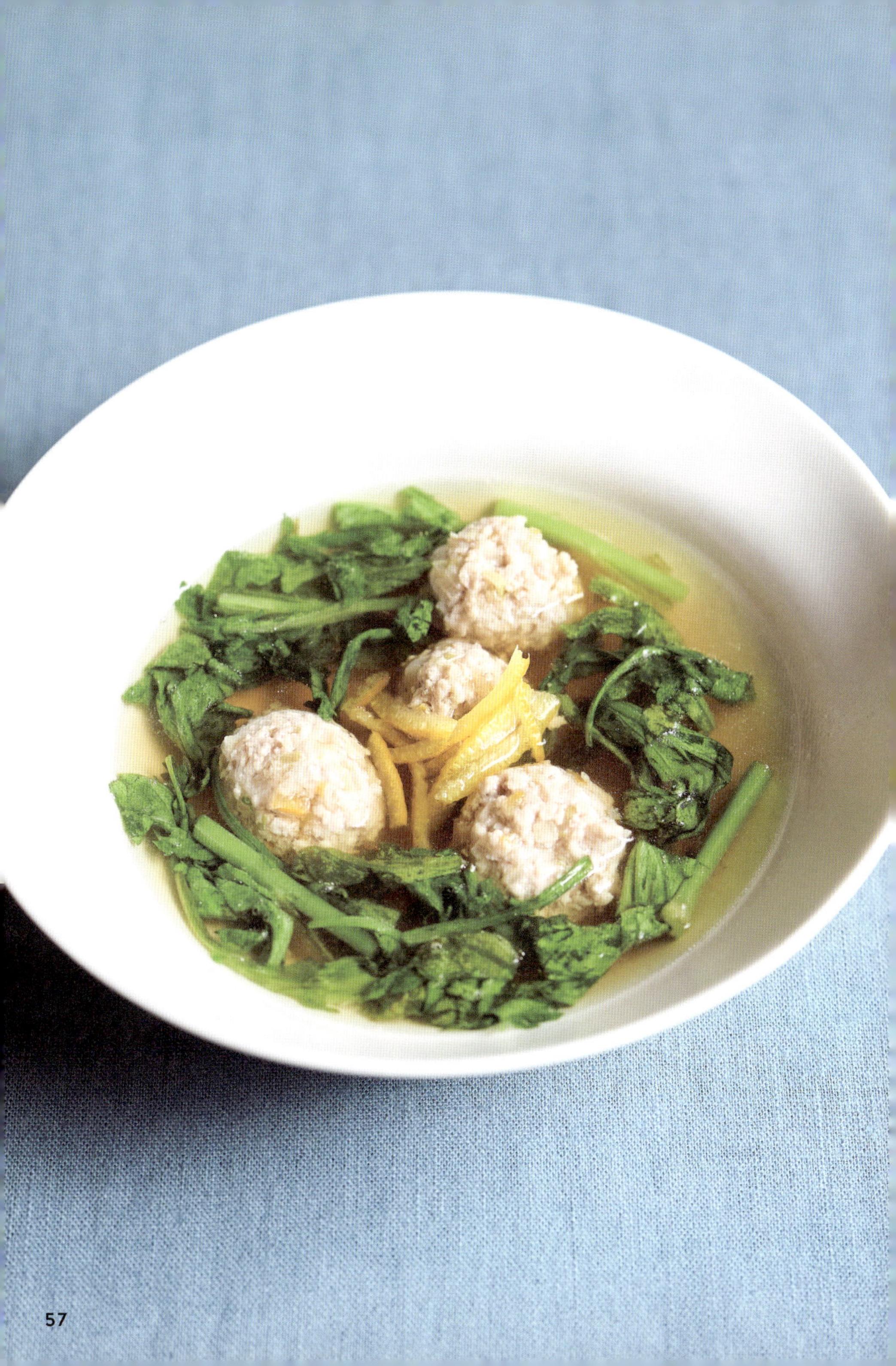

じゃがいもとお豆の補気補気スープ

寒暖差でくたくたの体に

とくに疲れることをしたわけではないんだけど、疲れている……。そんなときもありますよね。寒暖差が激しかったら、体温維持をするために体はずっと頑張っているのです。生きているだけで疲れますよね。優しい温かいスープでほっこり元気を補いましょう。

食材の働き

じゃがいも　気を補う、胃の働きを調整し胃腸を健康にする。

玉ねぎ　気血の巡りをよくする、胃を整える、痰を除く。

豆類　胃腸を元気にして気を補う、腎を補う、体の余分な水を排出する。

材料と作り方（1人分）

1. 鍋でにんにくのみじん切りを炒める。
2. 一口大に切ったベーコンを炒める。
3. 水、一口大に切った玉ねぎとじゃがいもを加えて煮る。
4. 蒸し豆を加え、コンソメで味を調える。
   ※お腹が冷えていたらブラックペッパーを足すとよい。

TYPE

気虚

痰湿

＋

補腎

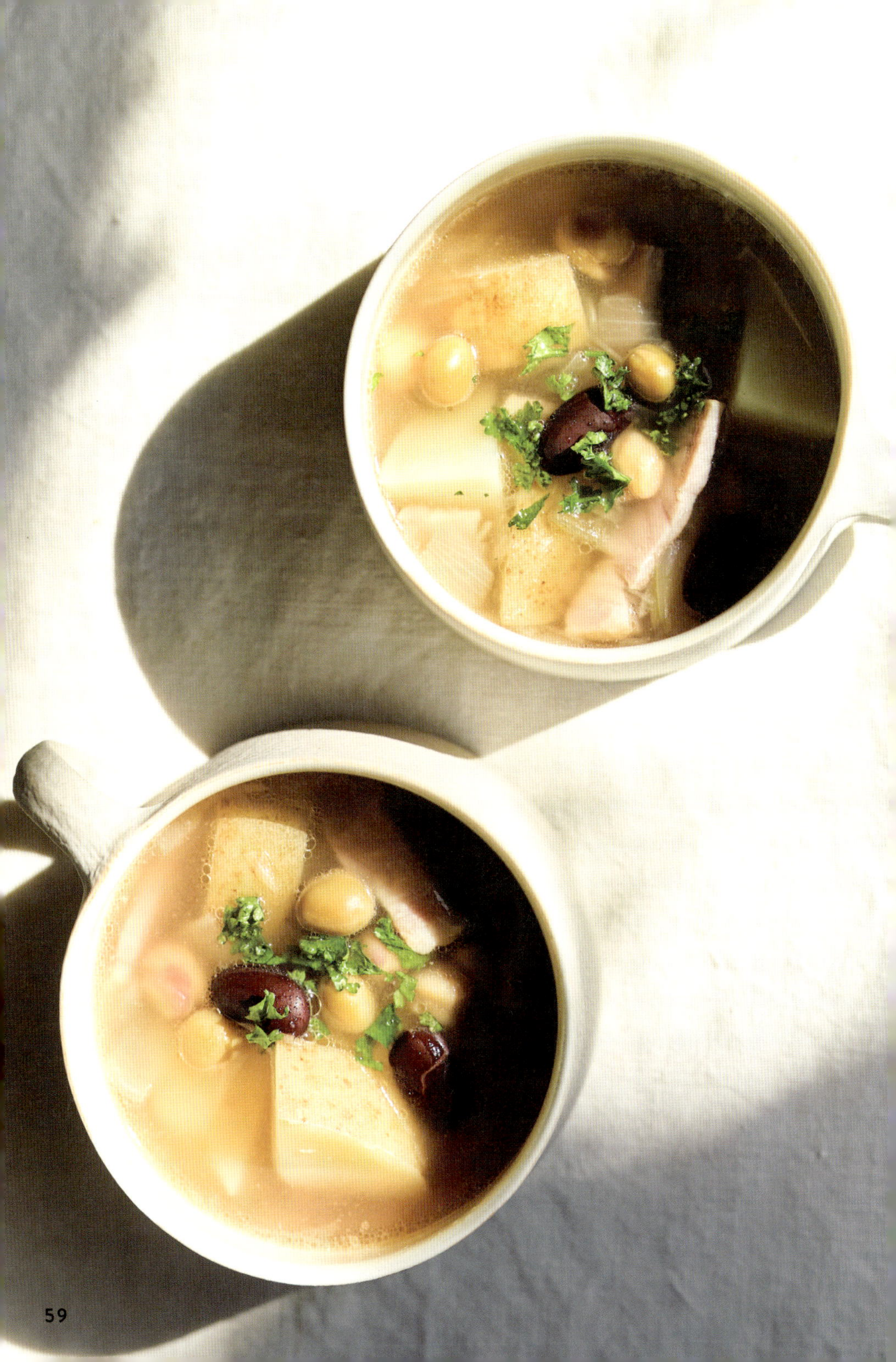

たらとにんじんの白だし

すぐクラクラしちゃうときにはたら

疲れやすくてクラクラ、ふとした瞬間立ちくらみ、生理のときはさらにフラフラクラクラ。

このタイプは胃腸が弱いことが多く、気血を補おうとお肉などをガッツリ食べても全然吸収してくれません。それどころか負担になってしまうかも。そんなときは優しい白身魚がおすすめ。にんじんも胃腸を元気にしつつ補血してくれる、素敵な組み合わせです。

食材の働き

たら　気血を補う、血の巡りをよくする、出血を止める、むくみを除く。

にんじん　胃腸を整える、消化不良を改善、血を補う、目を健康にする。

材料と作り方（1人分）

1 鍋に湯を沸かし、ピーラーでスライスしたにんじんを入れて軽く煮る。

2 たらは食べやすい大きさに切り、**1**に加える。

3 白だしで味を調え、片栗粉で少しとろみをつける。

TYPE

気虚

血虚

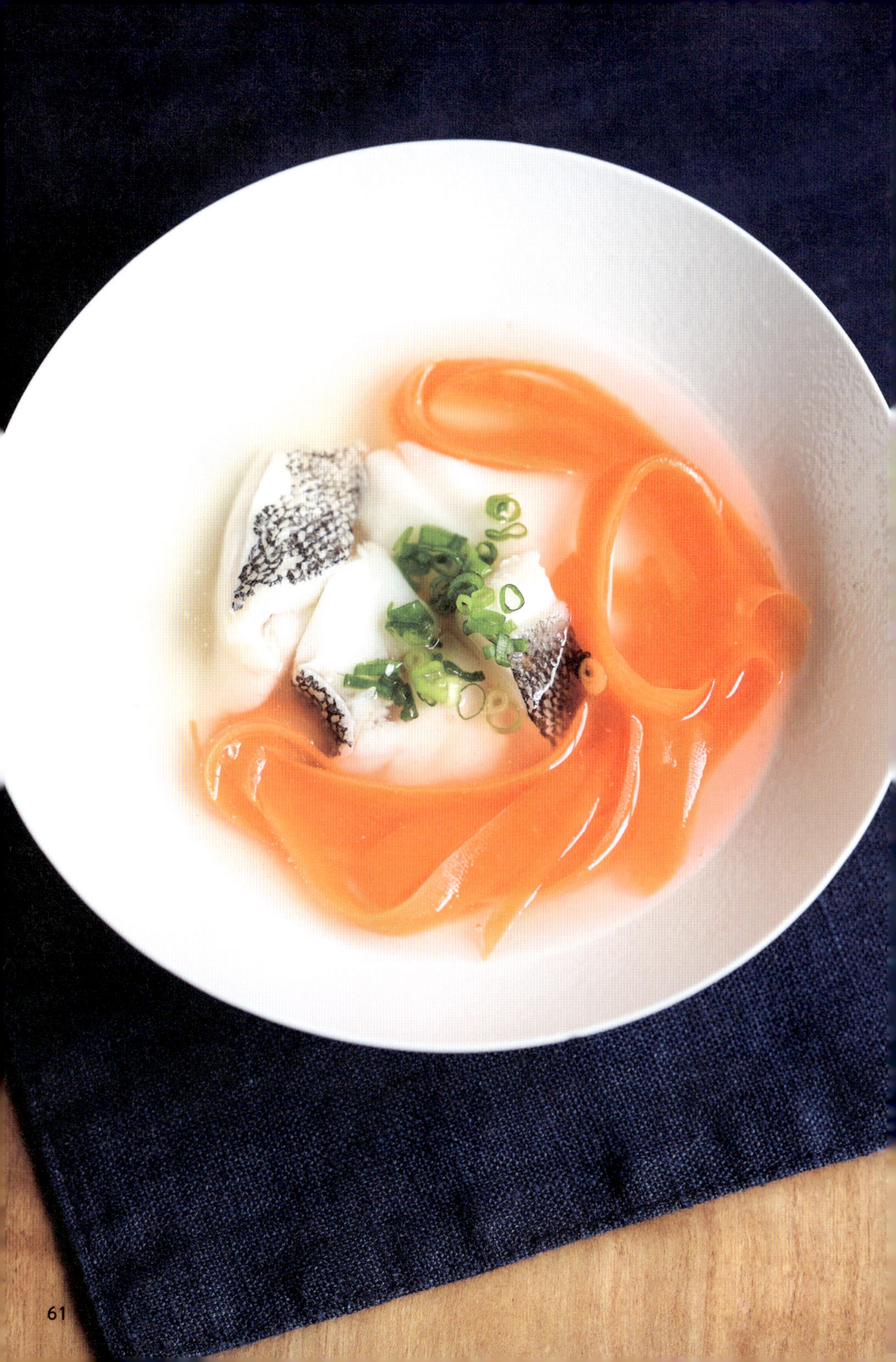

キャベツとアスパラの塩麹スープ

春のエイジングケアに

冬の間は腎が冷えて弱り、老化が加速しやすい季節。しっかりケアしておきたいですね。キャベツは胃腸を整えつつエイジングケアしてくれる優しい食材。春に起こりやすい気の滞りまでケアしてくれます。

食材の働き

キャベツ　胃を健康にする、五臓の巡りをよくする、腎を補う、筋骨を丈夫にする。

グリーンアスパラガス　気を補う、潤いを生み出す、熱を冷ます、利尿作用。

ベーコン（豚肉）　潤いを補う、乾燥を緩和、エイジングケア、気を補う、疲労回復にも。

TYPE

気虚

陰虚

痰湿

＋

補腎

材料と作り方（1人分）

1 鍋に油を熱し、みじん切りにしたにんにく、一口大に切ったベーコンを入れて炒め、水を入れる。

2 食べやすく切ったグリーンアスパラガスとキャベツを加えて煮る。

3 火が通ったら塩麹で味を調える。

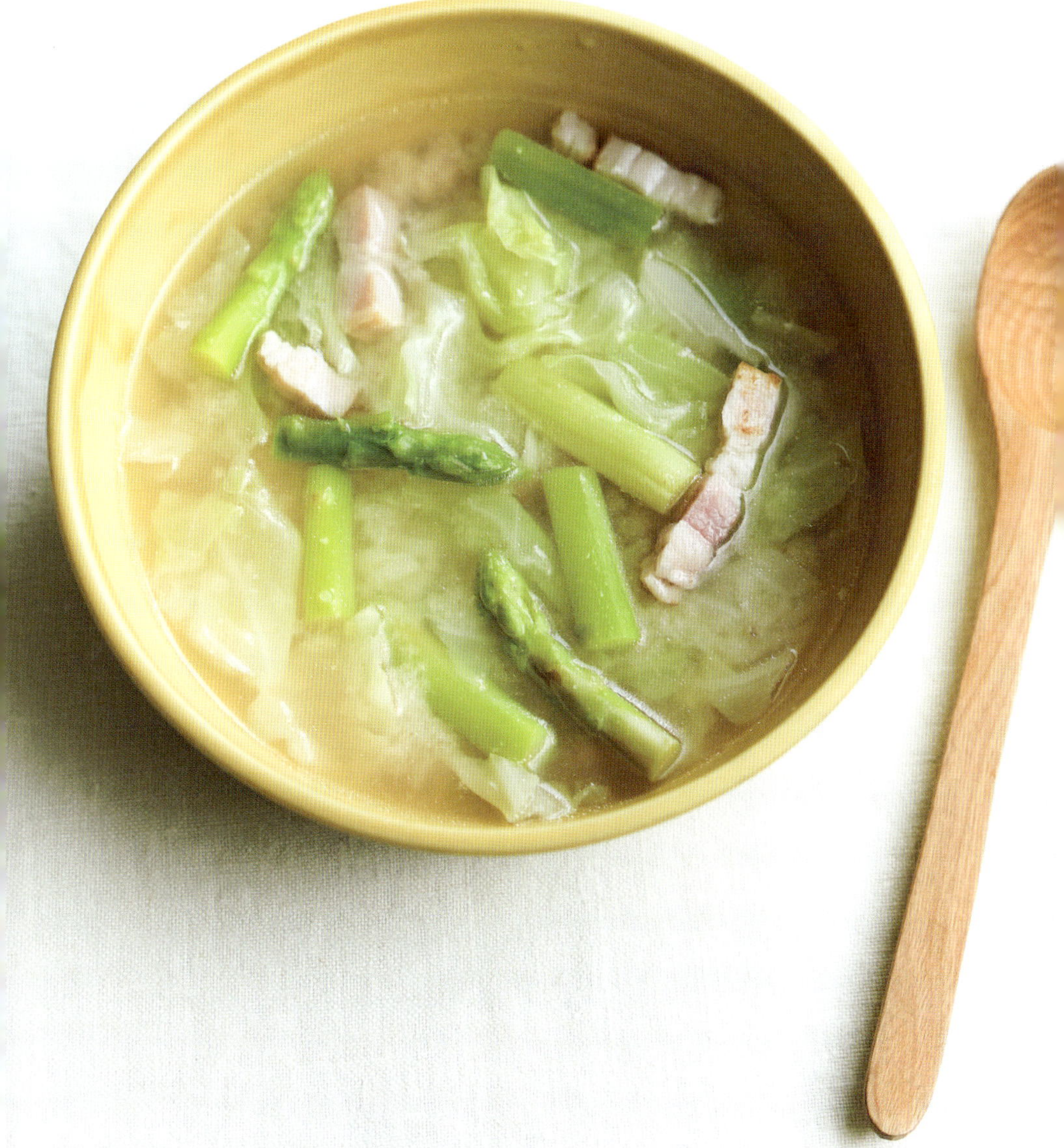

アボカドのアーモンドミルクポタージュ

カサカサ粉吹き肌にアボカド

どんなにクリームを塗っても時間が経つと肌が乾燥して粉を吹いてしまう……。そんなお悩みには、潤いを補う食材で内側から潤すのが効果的。かゆみも治まって快適に過ごせますよ。アボカドの薬膳的効能は「美顔」。松の実をトッピングすると潤い効果がさらにアップしますよ。

食材の働き

アボカド　腸を潤し便通をよくする、お腹に元気を補う、美顔作用も。

アーモンド　胃腸を健康にする、血を養う、腸を潤し便通をよくする。咳を止める、痰を除く。

松の実　肺を潤す、咳を止める、血を補う、皮膚・髪を美しくする。

材料と作り方（1人分）

1. アボカド（1/2個）は皮をむいて一口大に切る。
2. ミキサーに1とアーモンドミルク（100mℓ）を入れ、撹拌する。
3. 鍋に移し、中火にかけ、鶏がらスープの素で味を調える。

TYPE

陰虚

血虚

※痰湿タイプは控えめに。

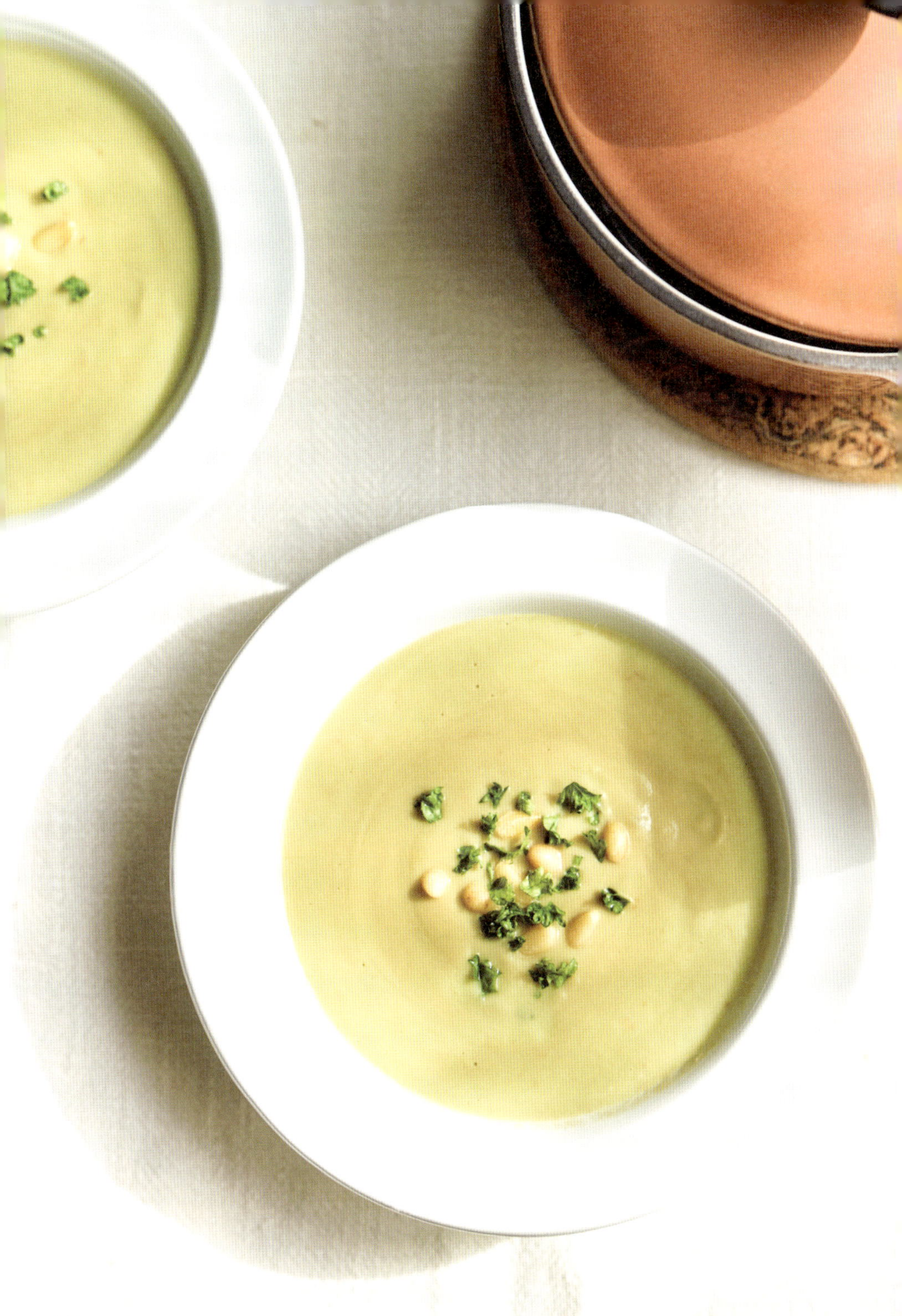

大根と白菜の昆布だしポタージュ

お腹スッキリ

わかっているけどつい食べすぎちゃうときってありますよね。楽しければときには食べすぎだって心の養生。でもその後は体を労ってあげてくださいね。大根と白菜は胃腸をスッキリさせて、痰湿が溜まらないよう排出してくれる組み合わせ。外食した翌朝におすすめ。

食材の働き

白菜　熱を冷ます、イライラを取り除く、胃腸を健康にする、利尿、便通をよくする。

大根　消化を助ける、痰を取り除く、気を降ろす。

昆布　熱を冷ます、利尿、痰やむくみを改善、体にできた塊を柔らかくする、整腸効果も。

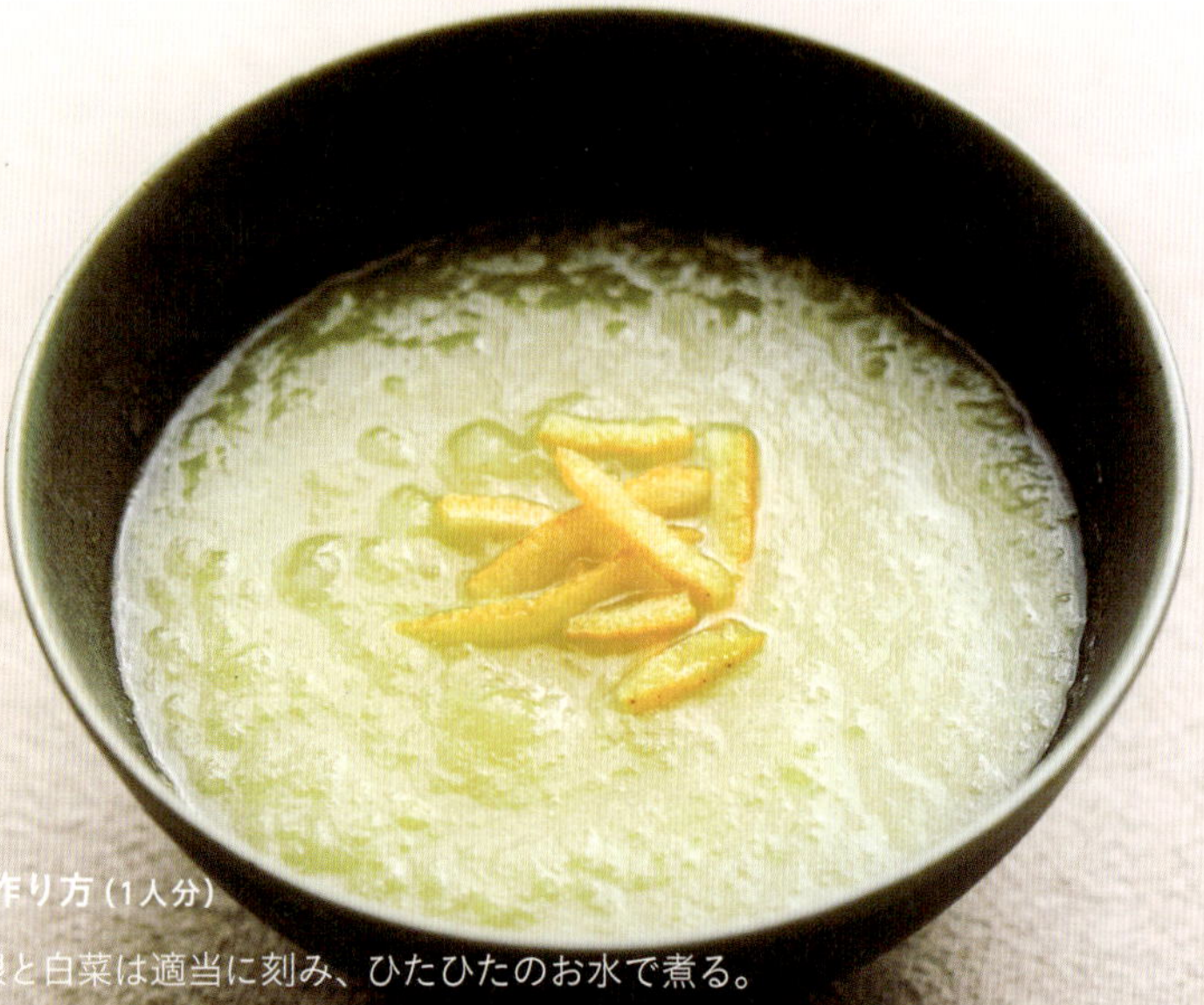

材料と作り方（1人分）

1. 大根と白菜は適当に刻み、ひたひたのお水で煮る。
2. 粗熱が取れたらミキサーでトロトロに撹拌する。
3. 鍋に戻し、昆布だしと塩で味を調える。
＊あれば柚子の皮を刻んでのせるとよい。

TYPE

痰湿

※冷えが気になるときは控えめに。

かぼちゃの甘酒ポタージュ

寒暖差疲れにかぼちゃ

寒暖差が激しい時期は、体はずっと体温維持にエネルギーを使って頑張っています。疲れて甘いものを欲するとき、本来体が求めているのは自然な甘味。補気の力があるからです。そんなときは、自然な甘味の優しいポタージュで、疲れた体にほっこり元気を補いましょう。

食材の働き

かぼちゃ　お腹を温める、気を補う、疲労を回復。

甘酒　気を補う、体液を生み出す、血の巡りをよくする、お腹を整える、便通をよくする。

材料と作り方（1人分）

1. かぼちゃは電子レンジで2分温め、一口大に切る。皮を切り落とす。
2. かぼちゃを鍋に入れ、ひたひたの水を加えて箸がスッと通るまで煮る。
3. ミキサーにかぼちゃと甘酒を入れ、撹拌する。
4. 鍋に戻し、お好みの濃さにお水でのばす。

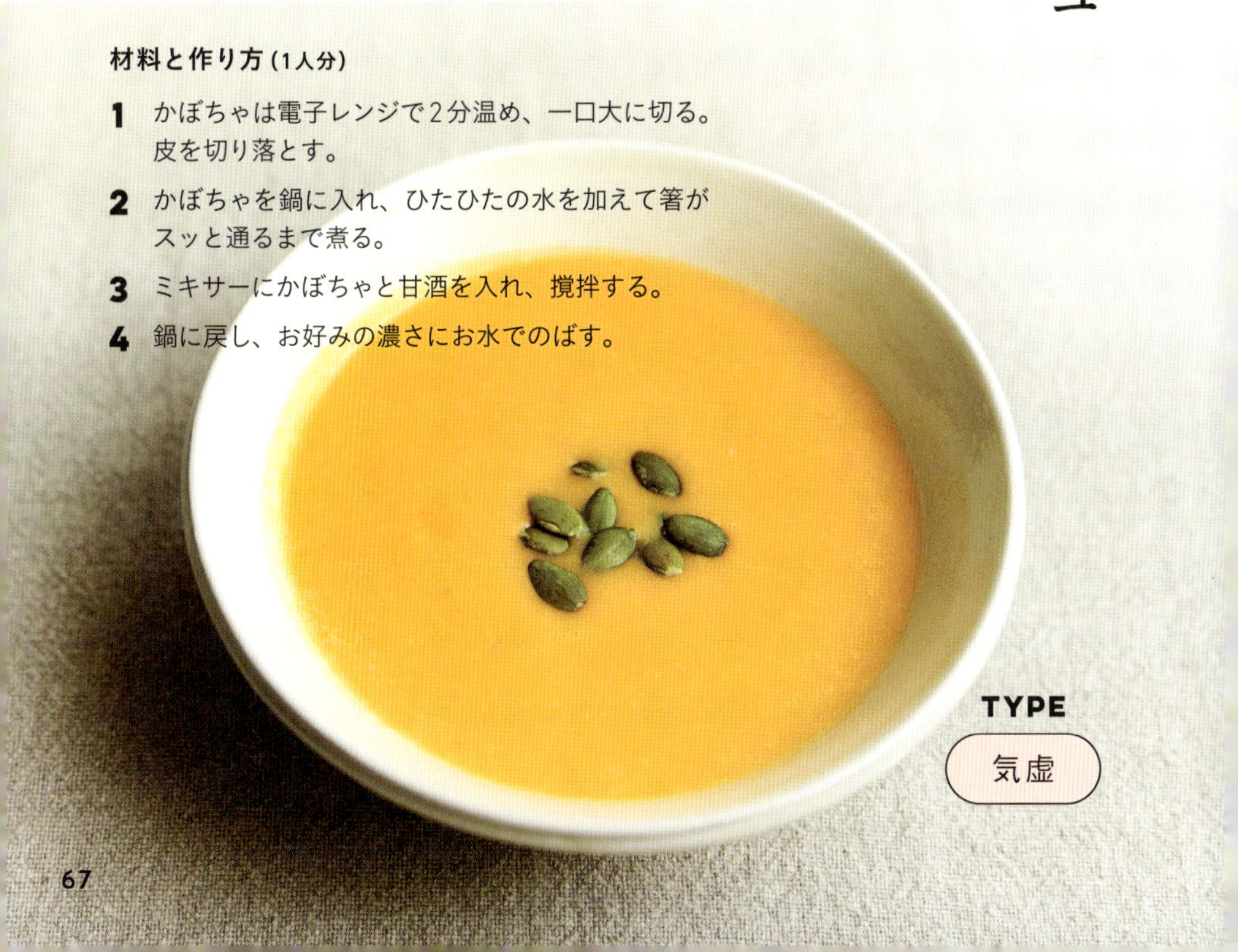

TYPE

気虚

まんまる玉ねぎの黒酢酸辣湯《サンラータン》スープ

シミ、くすみの改善に透明美肌スープ

夏は紫外線でシミが濃くなるし、冬は血の巡りが悪くてくすみがち。そんな肌の改善に黒きくらげがおすすめ。血を補い、巡りをよくして肌代謝をアップします。ザラザラ肌やシミの改善によい食材です。

食材の働き

玉ねぎ　気血の巡りをよくする、胃を整える、痰を除く。
黒酢　血の巡りをよくする、未消化物を除く、止血・解毒作用も。
黒きくらげ　気血を補う、血の巡りをよくする、潤いを補う、精を益す。
パクチー　気の巡りをよくしてイライラを解消、消化不良を改善しお腹の張りを緩和、発汗作用で邪気を追い出す。
ごま油　大腸の働きをよくする、皮膚を潤す、解毒作用も。

材料と作り方（2人分）

1 玉ねぎ（2個）は皮をむき、お尻に十字の切り込みを入れ、丸ごと鍋に並べる。

2 水（1ℓ）、鶏がらスープの素（大さじ2）、刻んだ黒きくらげを加える。蓋をして40〜50分煮る。

3 竹串がスッと刺さったら、黒酢（大さじ3）、ごま油で味を整える。仕上げに刻んだパクチーをのせる。

TYPE

気滞

瘀血

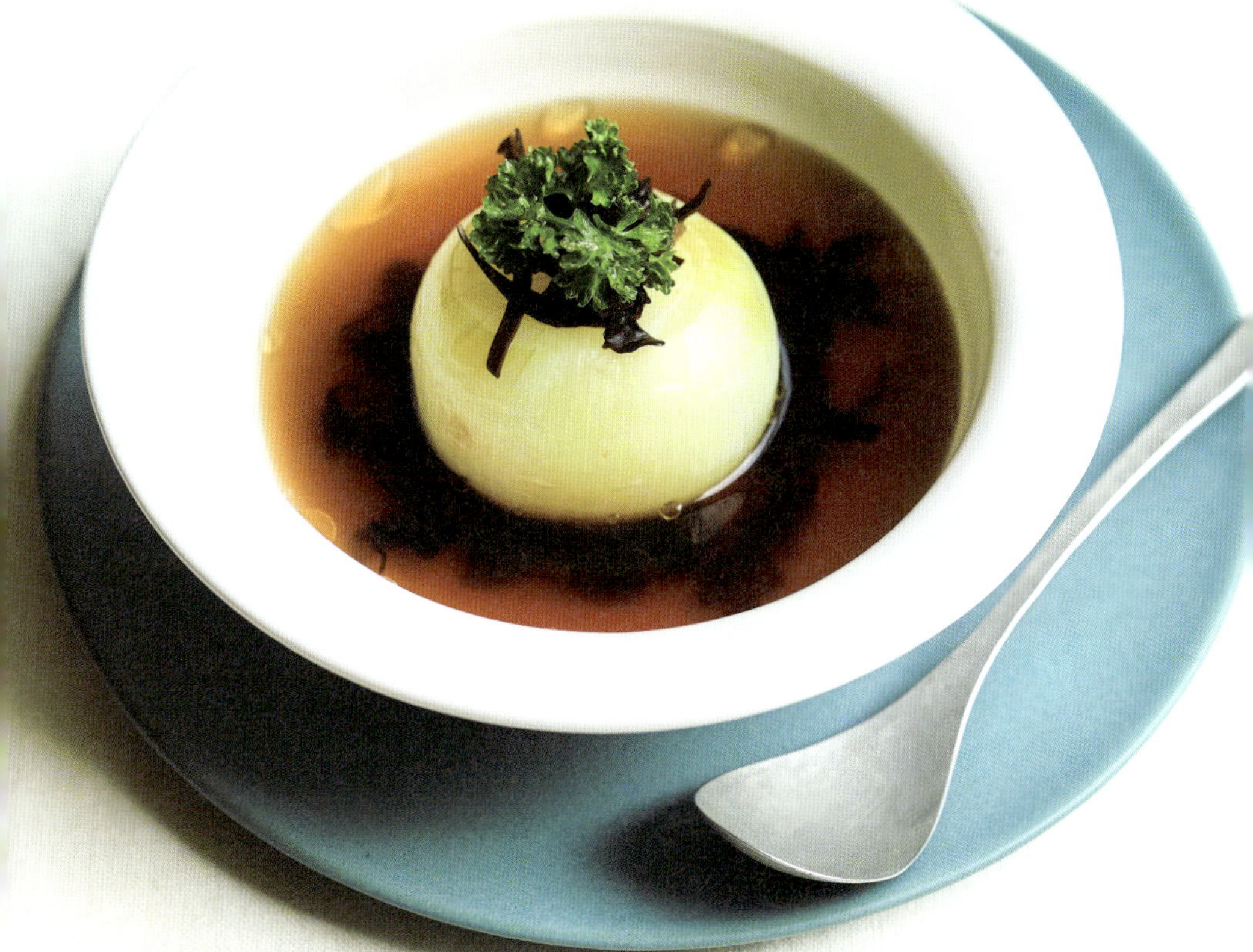

三つ葉たっぷりトロトロ卵スープ

情緒不安定なときに気持ちほっこりスープ

環境が変わると気持ちがザワザワ、イライラ、落ち着かない。慣れるまで仕方ないのはわかっているけれど、やっぱりしんどいですよね。そんなときはほっこりできる優しいスープを。気の巡りをよくして、情緒を安定させましょう。三つ葉は香りが大事なので、火を通しすぎないようにするのがポイントです。

食材の働き

卵　潤いを生み出す、気血を補う、情緒を安定させる、精を益す。

三つ葉　気の流れを促しストレスを緩和、解毒作用、血の巡りをよくする、痰を除く。

材料と作り方（1人分）

1 鍋に湯を沸かし、鶏がらスープの素で優しく味つけ。

2 片栗粉でとろみをつけたら、溶き卵をふんわり流し入れる。

3 刻んだ三つ葉をたっぷり入れ、すぐに火を止める。

TYPE

気滞

血虚

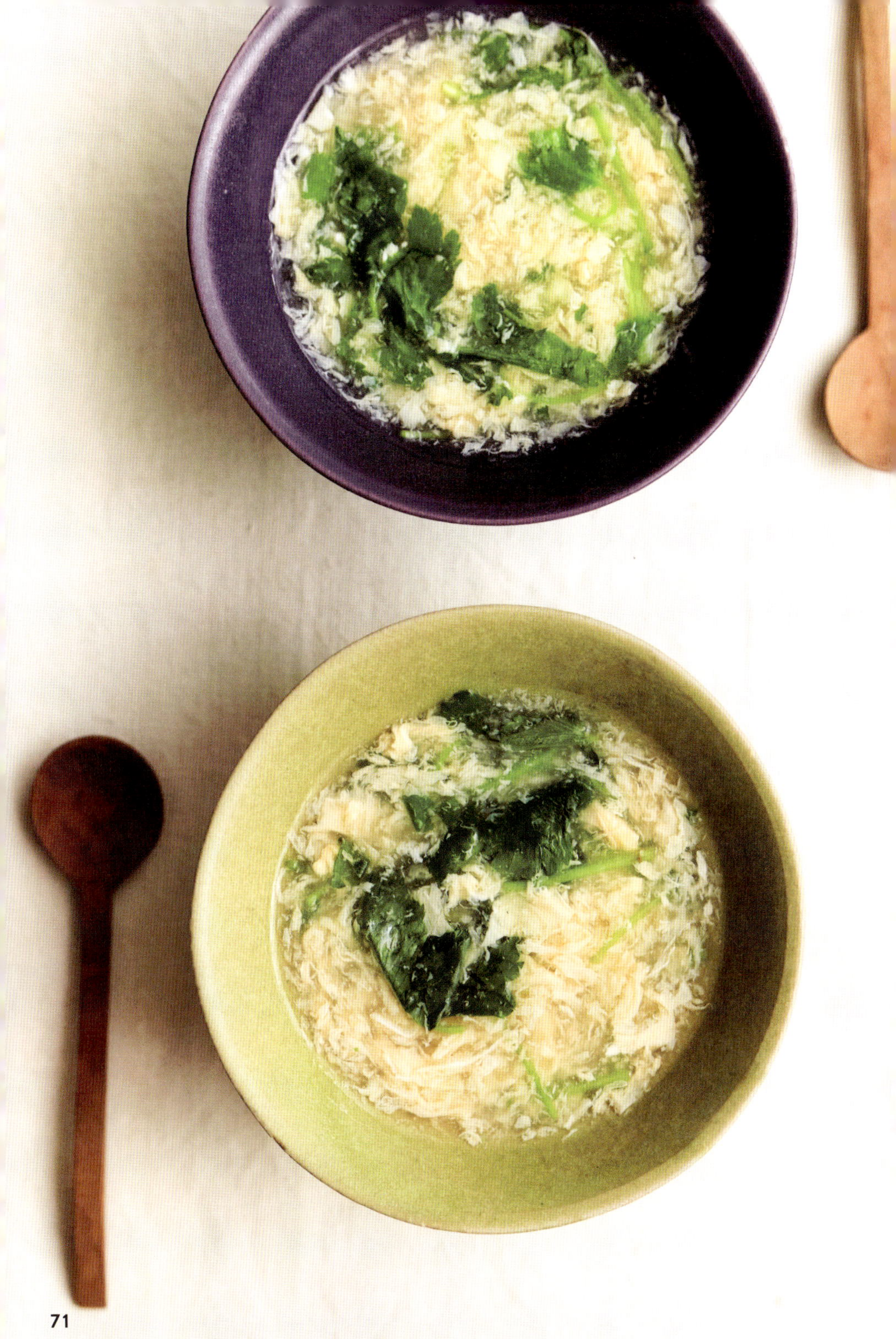

もやしとレタスのさっぱりスープ

ベタベタな不快を感じたら

汗がベタベタ。お肌も髪もベタベタ。舌に苔もベタベタ。そんなときは体に余分な水分が溜まっているのかも。脂っこい食べものや甘いもの、小麦や乳製品のとりすぎはベタベタの元。ベタベタはむくみや肌荒れの原因に。潤いを補う邪魔にもなるので、スッキリ排出しておきたいですね。

食材の働き

もやし 熱を冷ます、渇きを止める、解毒・利尿作用も。

レタス 熱を冷ます、血の巡りをよくする、胃腸を健康にする、利尿、便通をよくする、母乳の出をよくする。

材料と作り方（1人分）

1 鍋に湯を沸かし、鶏がらスープの素としょうゆで優しく味を整える。

2 もやしとちぎったレタスを入れ、さっと煮る。

3 香りづけにごま油を少したらす。

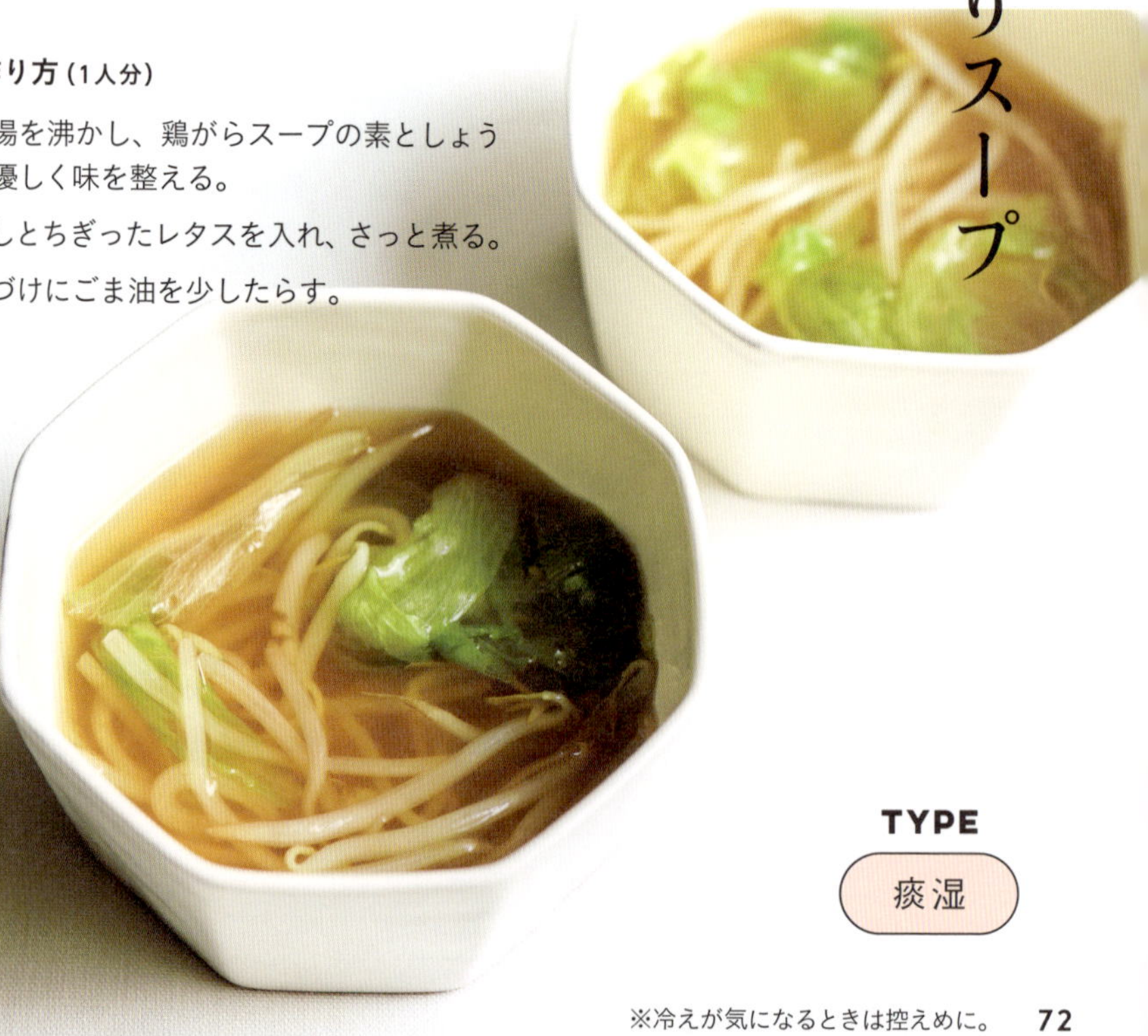

TYPE

痰湿

※冷えが気になるときは控えめに。

オクラときゅうりのお吸い物

汗かき、便秘の人に

汗による便秘のときは、体を潤す食材をとりましょう。サッパリ潤すなら「冷製」ならぬ「常温」のお吸い物がおすすめ。乾燥による便秘（陰虚便秘）、熱のこもりによる便秘（熱秘）、どちらにも対応できるレシピです。

食材の働き

オクラ　潤いを生み出す、胃腸を健康にする、腸を潤して便通をよくする、未消化物を除く。

きゅうり　熱を冷ます、潤いを生み出す、渇きを止める、利尿・解毒作用も。

みょうが　気血の巡りをよくする、痰を除く、咳を止める、消化を助ける、月経を整える。

材料と作り方（1人分）

1　オクラはさっとゆでて、斜めに切る。

2　きゅうりは太めのせん切りにする。

3　鍋に湯を沸かし、白だしで味つけしたら**1**と**2**を入れる。刻んだみょうがをのせる。

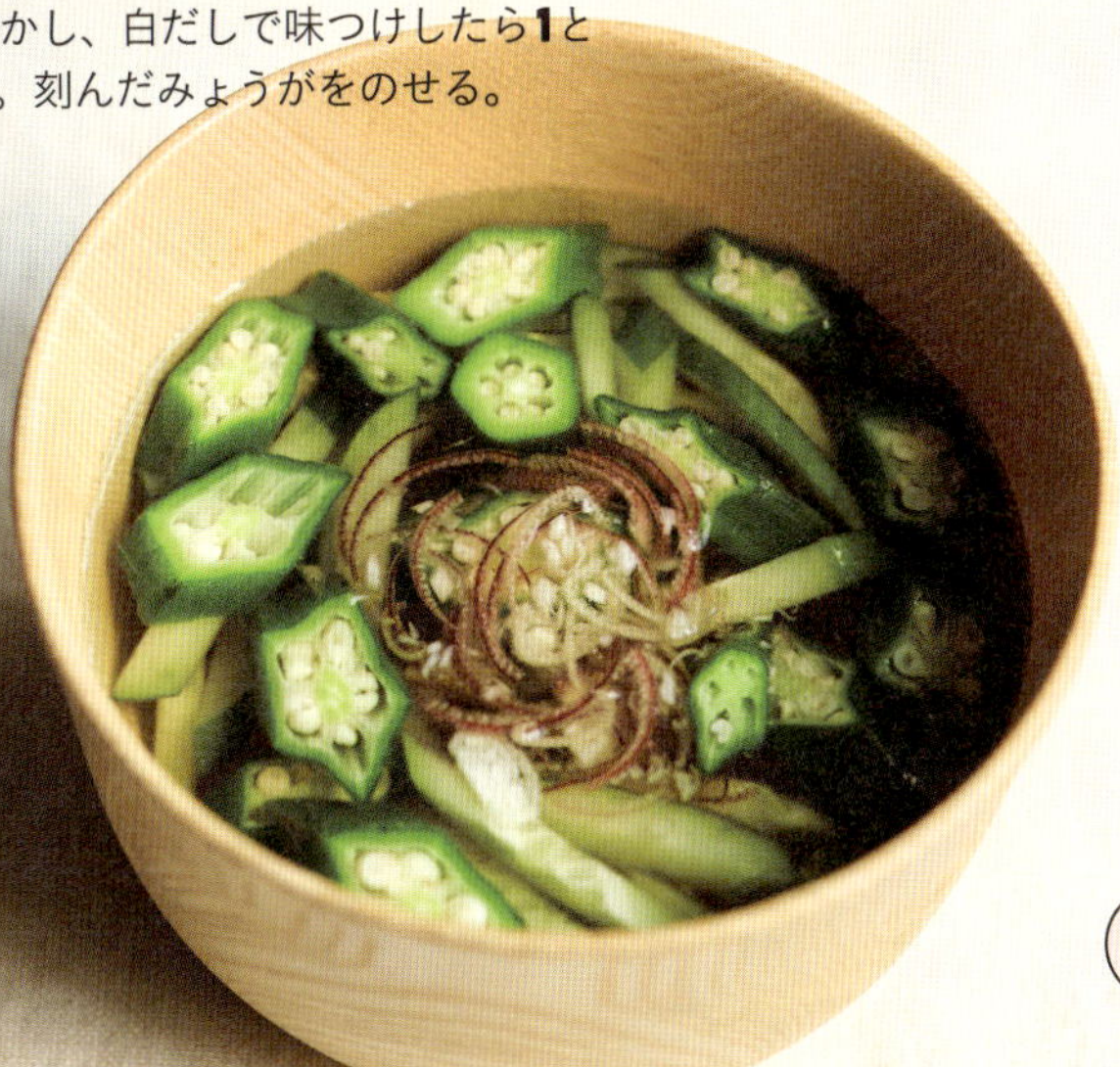

TYPE

陰虚

ズッキーニとまいたけのむくみ取りスープ

TYPE

気虚

陰虚

痰湿

＋

補腎

むくみ、ダル重い体に

余分なお水が溜まっていると、体が重く、気持ちも沈みがち。湿を排出するには胃腸が元気なことが重要です。冷たい飲食をしたら、温かいスープでリカバリーしてくださいね。

食材の働き

ズッキーニ　熱を冷ます、潤いを生み出す、肺を潤す、むくみや胸苦しさを除く。

まいたけ　五臓を補う、気を益す、脳を健康にする、利尿。

ベーコン（豚肉）　潤いを補う、乾燥を緩和、エイジングケア、気を補う、疲労回復にも。

にんにく　お腹を温める、胃腸を健康にする、咳を止める、痰を除く。

材料と作り方（1人分）

1. 鍋にオリーブオイルを熱し、みじん切りにしたにんにく、一口大に切ったベーコンを入れて炒める。
2. ズッキーニは輪切りにし、**1**に加える。少し火が通ったら水を加え、煮立ったらまいたけを入れて煮る。
3. しょうゆ、コンソメで薄味に仕上げる。

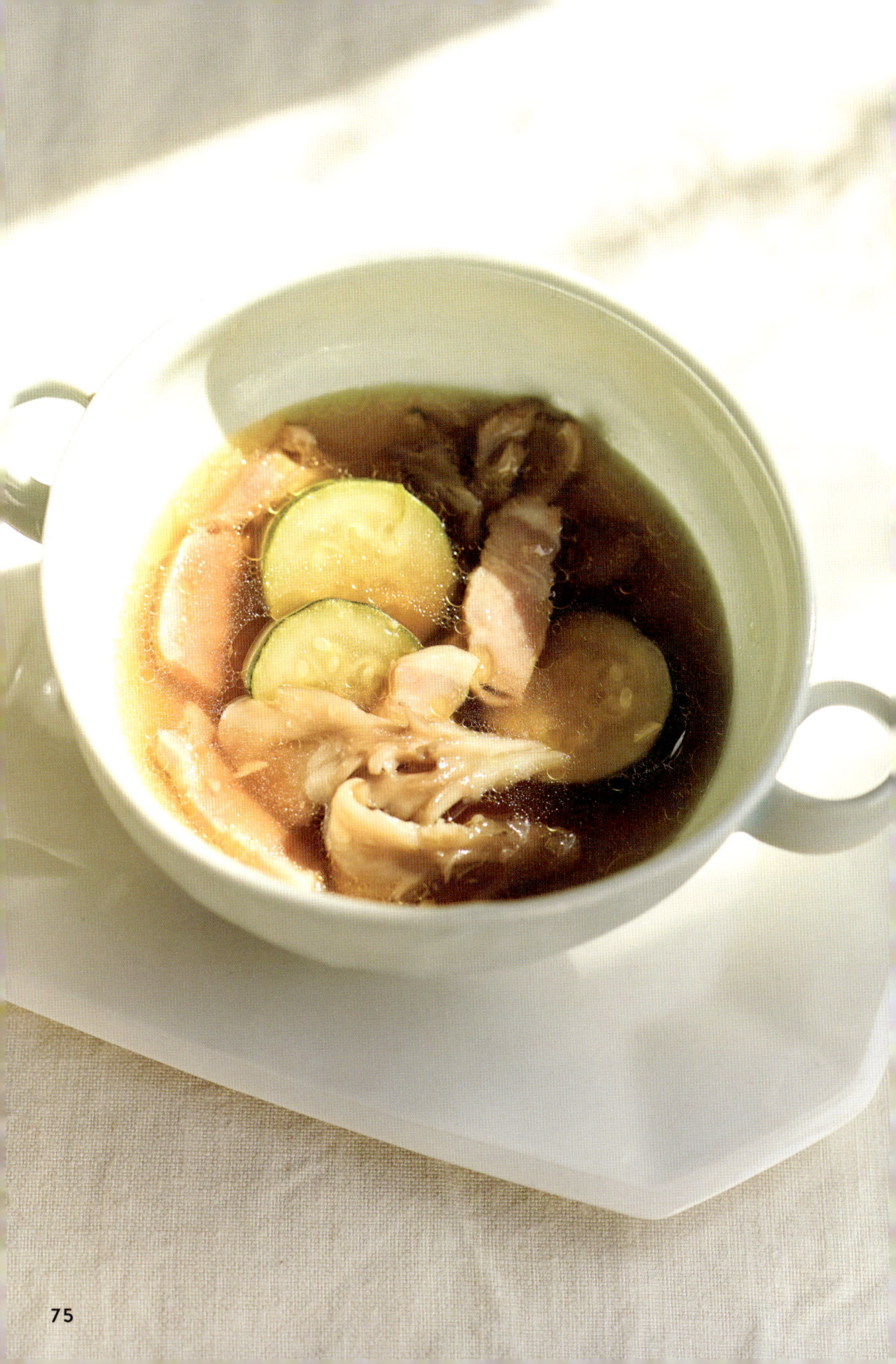

モロヘイヤと帆立のスープ

夏バテ予防に

立秋を過ぎると暦の上では秋。秋の養生も始めつつ暑さ対策をすることで、夏バテを予防できて秋も快適に過ごせます。ポイントは胃腸ケアと潤い対策。温かいスープで胃腸をほっこり労わって。モロヘイヤは体の熱を取り、内側から潤す効果があるので、夏バテ予防にとてもおすすめです。

食材の働き

モロヘイヤ　血を補い巡りをよくする、潤いを生み出す、暑熱を除く。未消化物を除く、便通をよくする。

小松菜　熱を冷ます、胸苦しさを除く、血を補う、胃腸を健康にする、潤いを補う、便通をよくする。

帆立　肝腎を補う、体を潤す、胃腸を整える、情緒を安定させる。

TYPE

血虚

陰虚

陽盛

＋

補腎

材料と作り方（1人分）

1 鍋に湯を沸かし、細かく刻んだモロヘイヤと小松菜、帆立缶を汁ごと入れる。

2 さっと煮たら鶏がらスープの素で味を調え、ごま油をたらす。

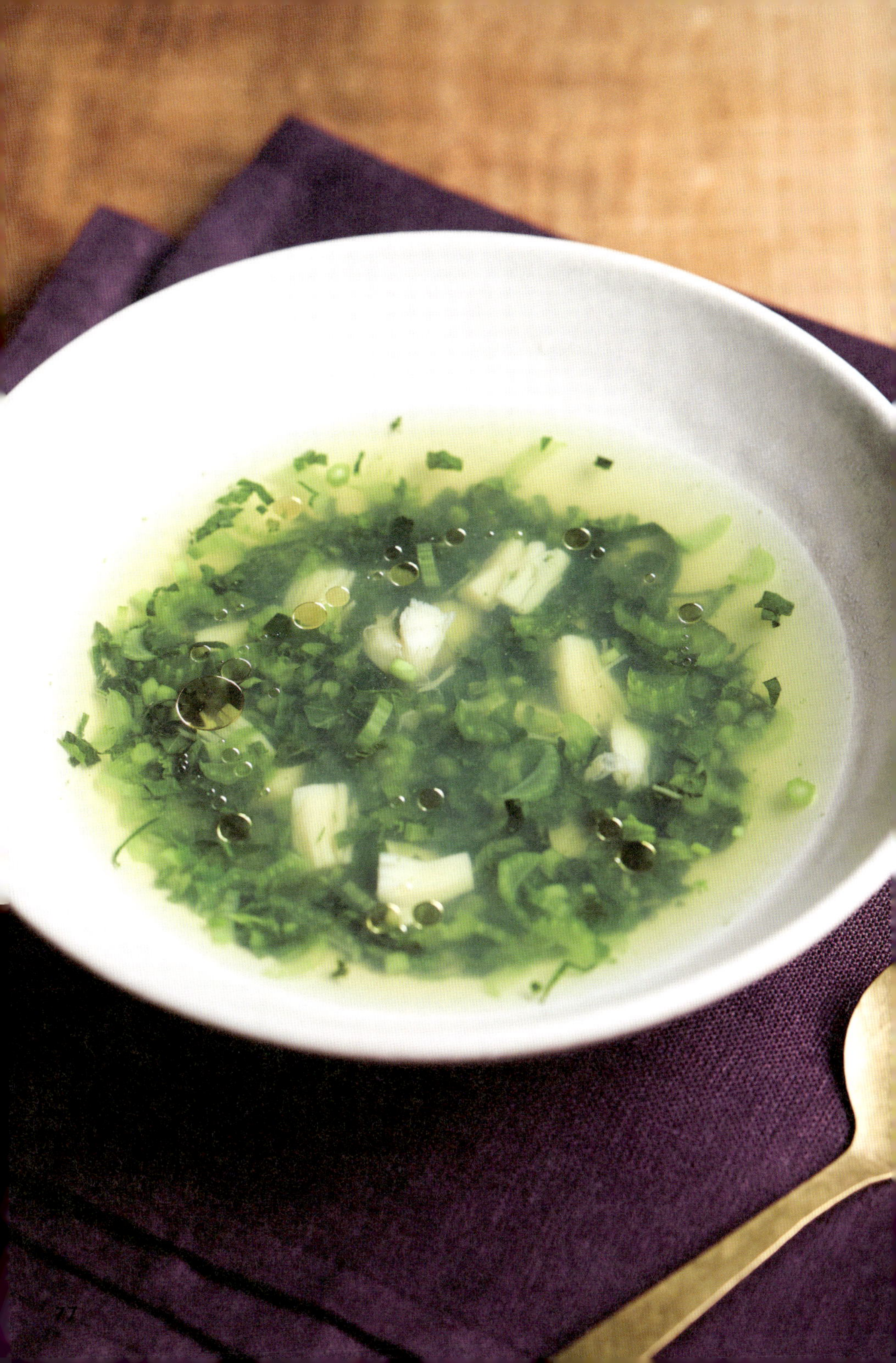

豚肉とごぼうのおみそ汁

エイジングケアのおみそ汁

日々のおみそ汁も体調や目的で具材を選べると楽しく体が整います。たとえば、冷えていたらねぎ、疲れていたらきのこ、潤い不足にはお豆腐、イライラにはキャベツ。エイジングケアには、ごぼうと豚肉の潤してほてりを冷ます組み合わせがおすすめ。過労ぎみでオーバーヒートしている人、更年期でほてりやすい人などにピッタリです。

食材の働き

ごぼう　便通をよくする、熱を冷ます、エイジングケアにも。

豚肉　潤いを補う、乾燥を緩和、エイジングケア、気を補う、疲労回復にも。

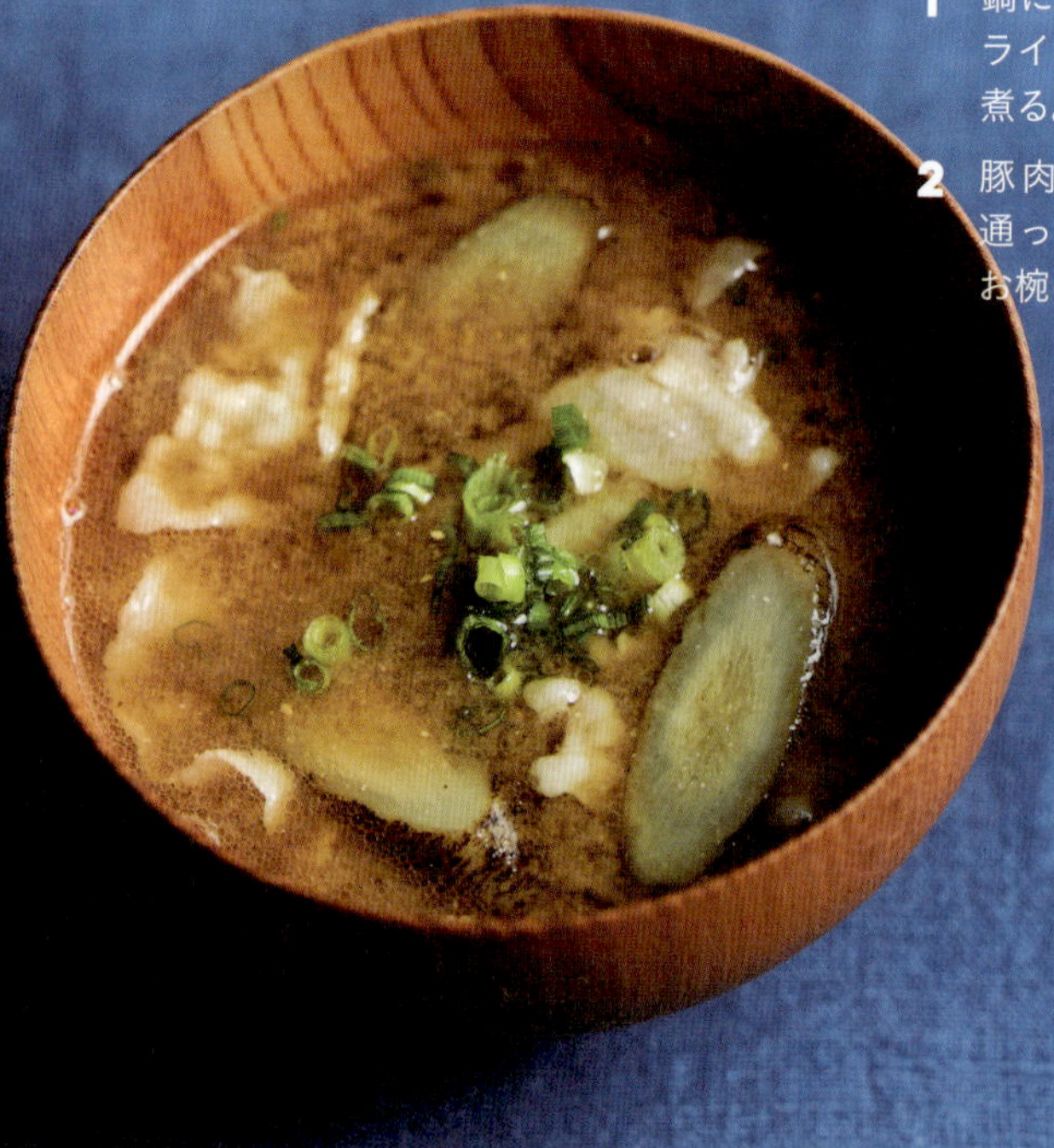

材料と作り方（1人分）

1. 鍋にだしをとり、斜めにスライスしたごぼうを入れて煮る。
2. 豚肉を加えて煮る。火が通ったらみそで味を調え、お椀に盛り細ねぎを散らす。

TYPE

気虚

陰虚

＋

補腎

トロトロれんこんスープ

胃の不調にトロトロれんこん

胃がシクシク痛む、ご飯を食べるのもつらい。そんなときは優しいふわトロスープが胃の粘膜の修復を助けてくれます。疲れているときや花粉症の緩和にもとってもおすすめです。

食材の働き

れんこん（加熱） 腎を補う、胃腸を健康にする、下痢を止める。

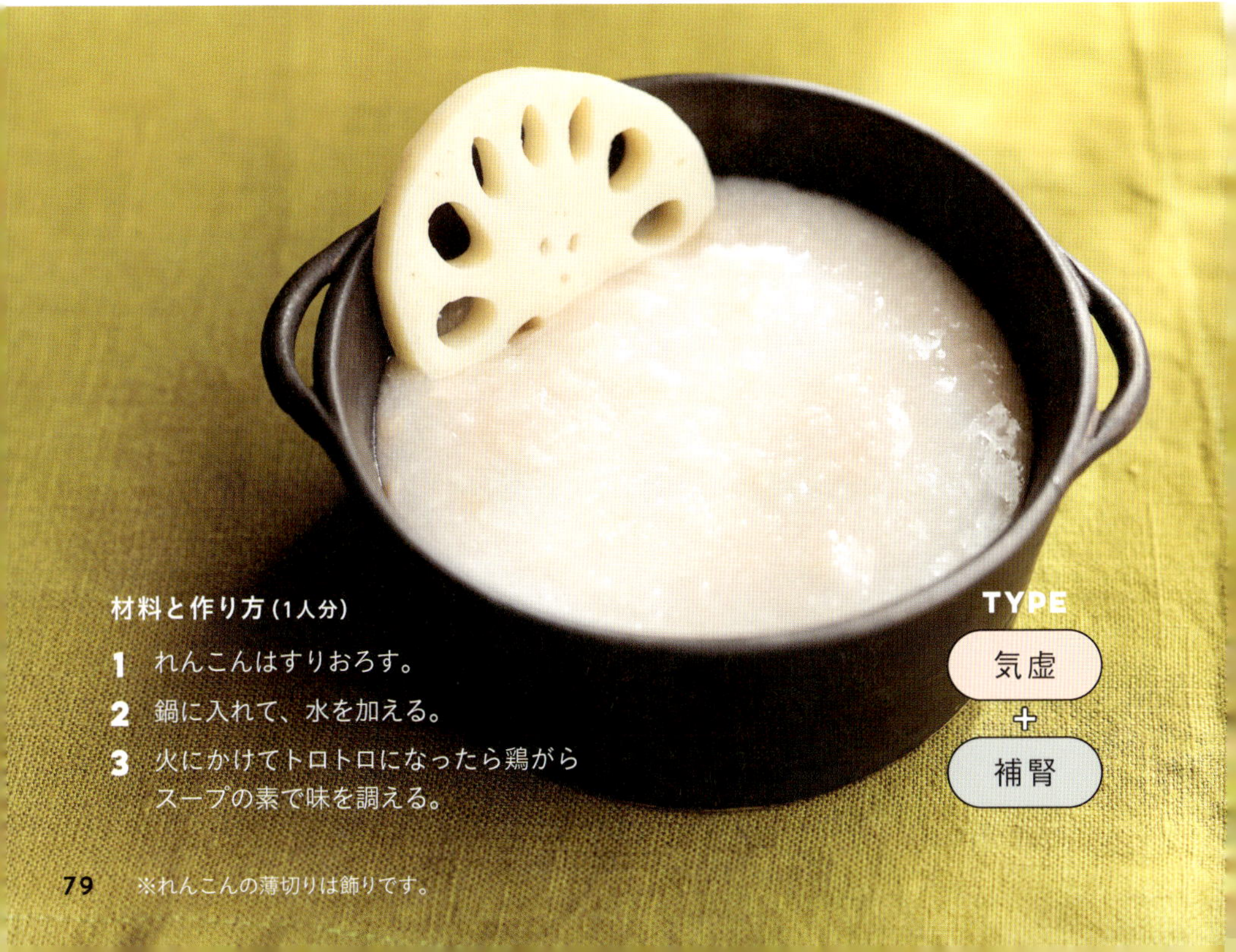

材料と作り方（1人分）

1. れんこんはすりおろす。
2. 鍋に入れて、水を加える。
3. 火にかけてトロトロになったら鶏がらスープの素で味を調える。

TYPE

気虚 ＋ 補腎

※れんこんの薄切りは飾りです。

牛肉と豆のトマトスープ

疲れや貧血でフラフラ&クラクラな人に

忙しくてフラフラ、目の使いすぎや生理でクラクラ。中医学では気と血が不足している状態です。こんなときは胃腸に負担がかかる焼肉よりも、コトコト煮込んだ優しいスープがおすすめ。牛肉はもともと気血を補う力がありますが、酸味をプラスすると牛肉の血を補う力をよりサポートしてくれます。

食材の働き

牛肉　気血を益す、胃腸を健康にする、筋骨を丈夫にする。

豆類　胃腸を元気にして気を補う、腎を補う、体の余分なお水を排出する。

トマト　体液を生み出す、渇きを止める、微寒性のため暑気あたりを改善。

玉ねぎ　気血の巡りをよくする、胃を整える、痰を除く。

材料と作り方（1人分）

1 鍋にオリーブオイルを熱し、みじん切りにしたにんにくを炒める。香りが立ったら一口大に切った玉ねぎと牛肉を加えて炒める。

2 トマトソース缶を入れ、お好みで水を加えて希釈し、コンソメで味を調える。

3 蒸し豆の缶詰（またはパウチ）とくし形切りにしたトマトを加え、煮る。

TYPE

気滞

血虚

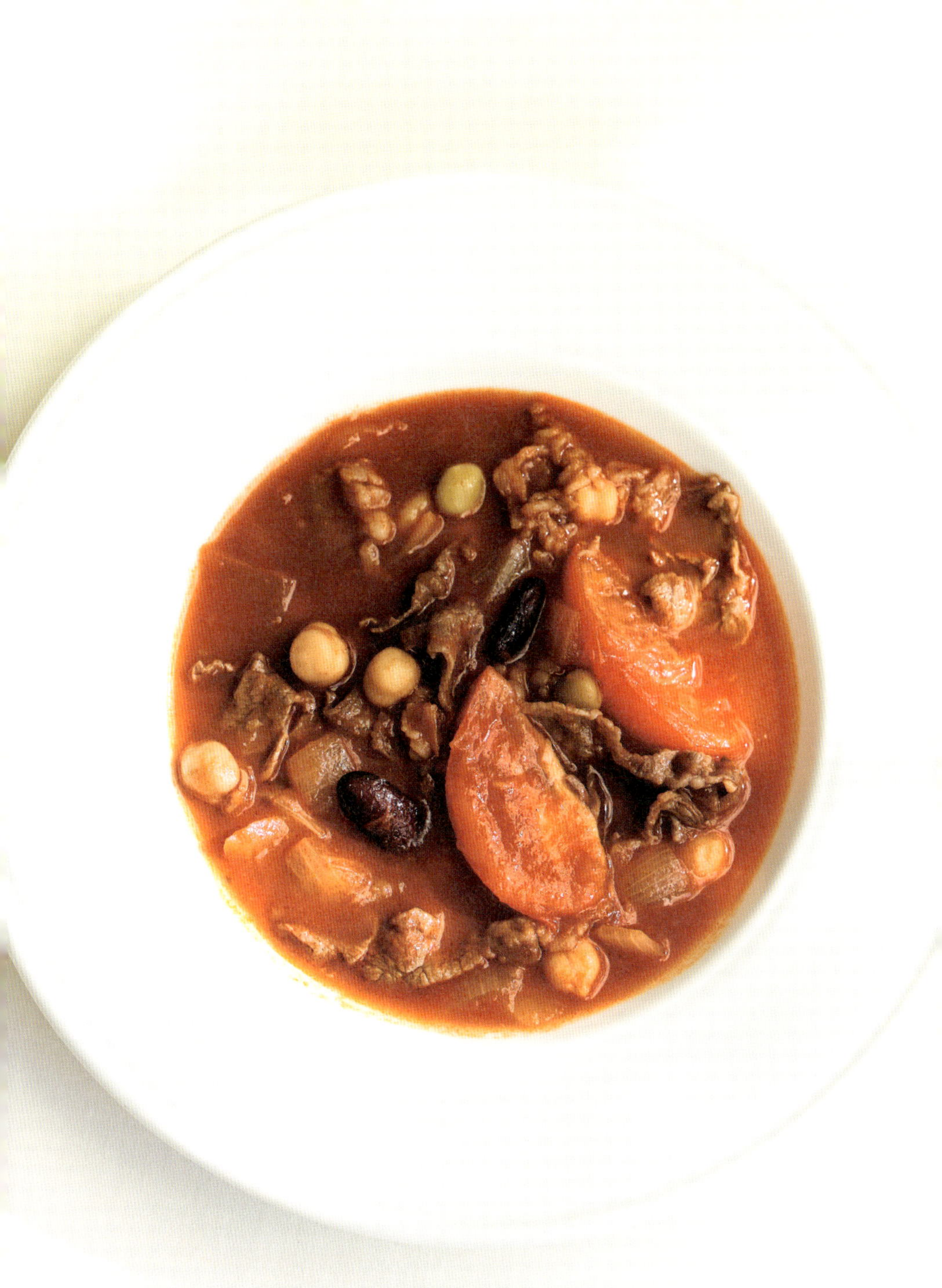

にんじんのすり流し

ジワジワ頭痛に

そんなに激しくはないけど、ジワジワ頭が痛い。生理の後半や、目を使いすぎたときなどに悪化しやすい、血虚タイプの頭痛に悩む人はけっこう多いもの。日々、優しく補血して頭痛が起きないよう整えておけるとよいですね。にんじんは胃腸も元気にしつつ優しく補血してくれる食材です。

食材の働き

にんじん　胃腸を整える、消化不良を改善、血を補う、目を健康にする。

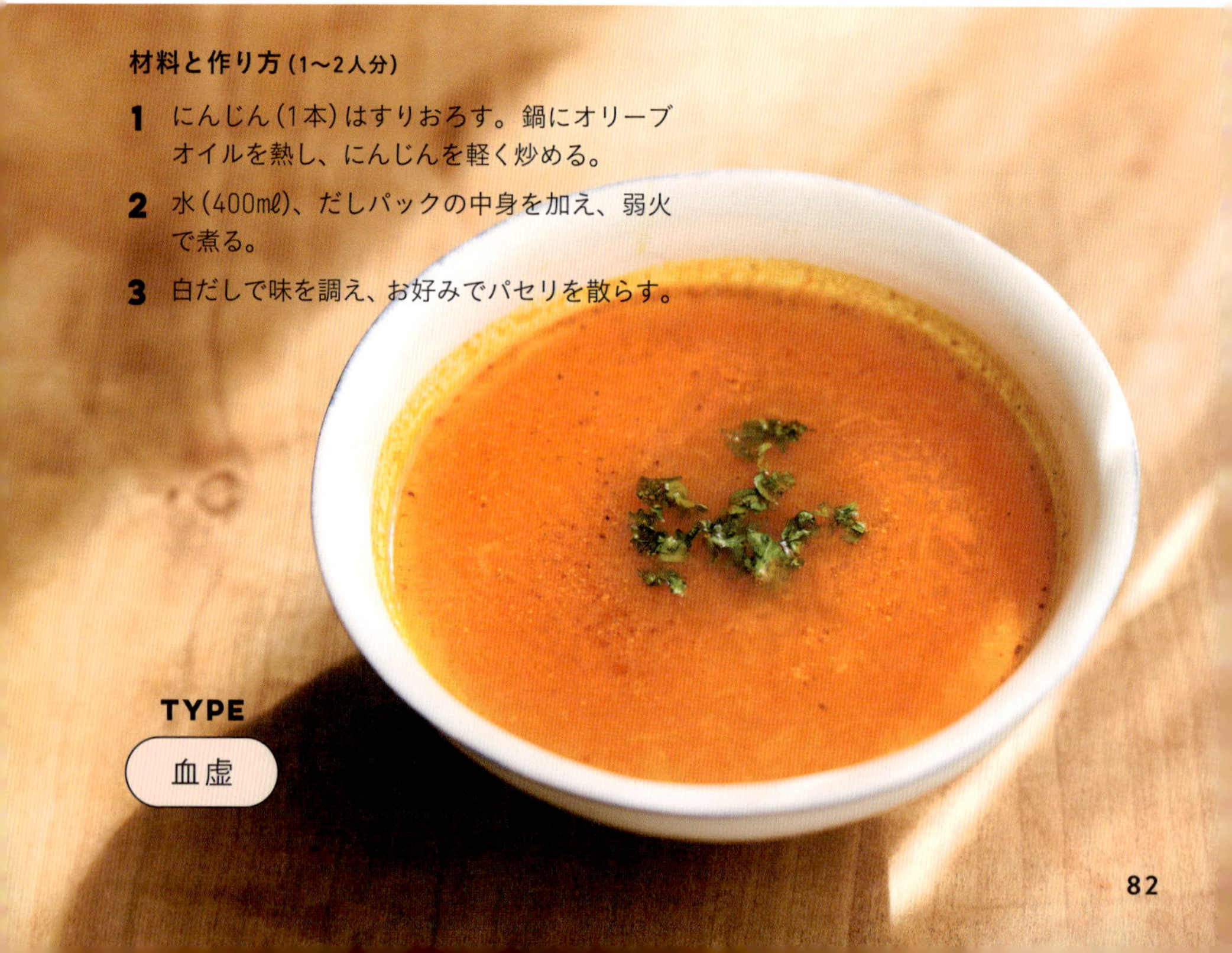

材料と作り方（1〜2人分）

1. にんじん（1本）はすりおろす。鍋にオリーブオイルを熱し、にんじんを軽く炒める。
2. 水（400mℓ）、だしパックの中身を加え、弱火で煮る。
3. 白だしで味を調え、お好みでパセリを散らす。

TYPE

血虚

きのことやまいもの粕汁

花粉に負けない

お腹を整えるきのこややまいも、お腹を温め消化不良を解消する酒粕を使った粕汁は、体のバリア機能を高めてくれます。花粉に負けない体作りをしましょう。

食材の働き

しいたけ　気を補う、胃腸を健康にする。

しめじ　気を益す、血を補う、便通をよくする。

まいたけ　五臓を補う、気を益す、脳を健康にする。

エリンギ　痰を除く、便通をよくする、解毒作用も。

やまいも　腎を補う、精を益す、胃腸を健康にする、気を補う。

酒粕　気を補う、お腹を温める、血の巡りをよくする。

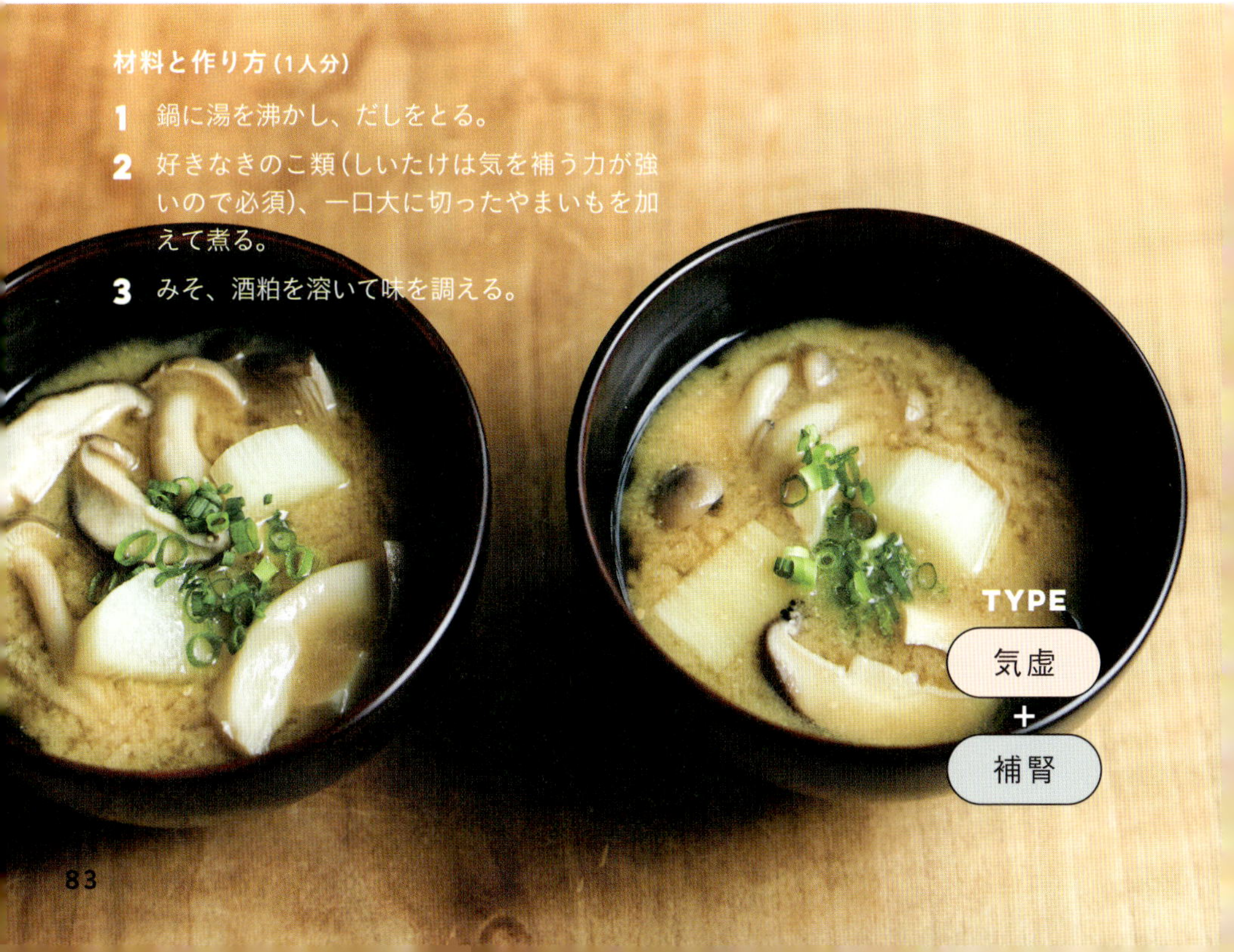

材料と作り方（1人分）

1. 鍋に湯を沸かし、だしをとる。
2. 好きなきのこ類（しいたけは気を補う力が強いので必須）、一口大に切ったやまいもを加えて煮る。
3. みそ、酒粕を溶いて味を調える。

TYPE

気虚
＋
補腎

食材の「五性・五味」

薬膳コラム❶

薬膳では、食材は五性（体を温めたり、冷ましたりする食材の性質）、
五味（食材の味）があり、それぞれに効能があると考えます。
代表的な食材と主な効能を紹介します。

【五性】

性質	主な働き	代表的な食材
熱性	体を強く温める	唐辛子、シナモン、豆板醤、花椒など
温性	体をやや温める	鶏肉、羊肉、さば、ぶり、長ねぎ、玉ねぎ、かぶ、桃、きんかん、さくらんぼなど
平性	体を冷やすことも温めることもしない	米、豆類、豚肉、牛肉、まぐろ、かつお、いか、白菜、キャベツ、にんじん、じゃがいも、ブロッコリー、ピーマン、みかん、白砂糖、はちみつなど
涼性	熱を冷ます	豆腐、ほうれんそう、もやし、きゅうり、トマト、なす、セロリ、ごぼう、大根、いちごなど
寒性	強く体を冷やす	馬肉、そば、たこ、わかめ、のり、たけのこ、ゴーヤー、バナナ、すいかなど

【五味】

味	主な働き	代表的な食材
酸《さん》味	血や体液を体内にとどめる、収れん作用	レモン、梅干しなど
苦《く》味	熱を冷ます、水分代謝をよくする	ゴーヤー、緑茶など
甘《かん》味	痛みの緩和、胃腸の働きを助ける	さつまいも、かぼちゃなど
辛《しん》味	発汗させて発散する	長ねぎ、しょうがなど
鹹《かん》味	塩辛い味。かたいものをやわらかくする	昆布、牡蠣など

PART3

DRINK

ちょい足しドリンク

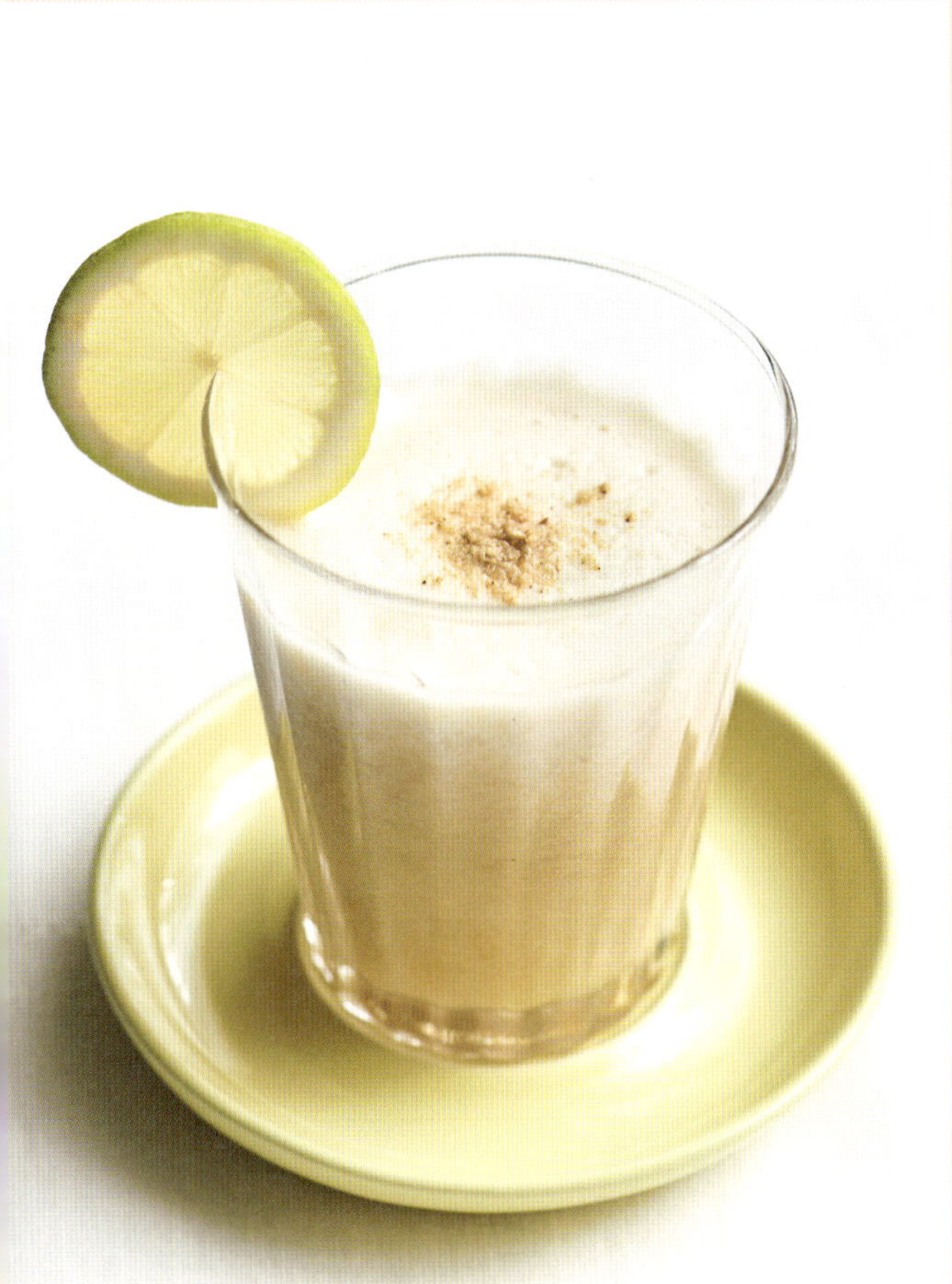

お茶や甘酒、豆乳、炭酸などに旬の果物を合わせて、おいしい薬膳ドリンクに。仕事中や家事の合間、食後や就寝前のリラックスタイムなどに取り入れて不調を緩和、予防しましょう。見た目にもかわいいドリンクばかりなので癒やされ、心の養生にも。

いちご紅茶

自律神経のバランスが崩れやすい季節に

春は、イライラや鬱々、ほてり、めまい、上半身の吹き出物などの不調が出やすい季節。いちごと紅茶は自律神経を整え、情緒を安定させるとてもよい組み合わせ。紅茶の温性でいちごの冷やす力も和らぎます。いちごの香りにふんわり包まれ癒やされますよ。

食材の働き

いちご 熱を冷ます、胃を健康にする、消化不良や下痢を改善、血と潤いを補う、自律神経を整える。

紅茶 体を温める、潤いを生む、情緒を安定させる、利尿作用も。

TYPE

陰虚

血虚

陽虚

材料と作り方(1人分)

1 いちご(2〜3個)を適当な大きさに切る。

2 ティーカップに入れ、紅茶を注ぐ。

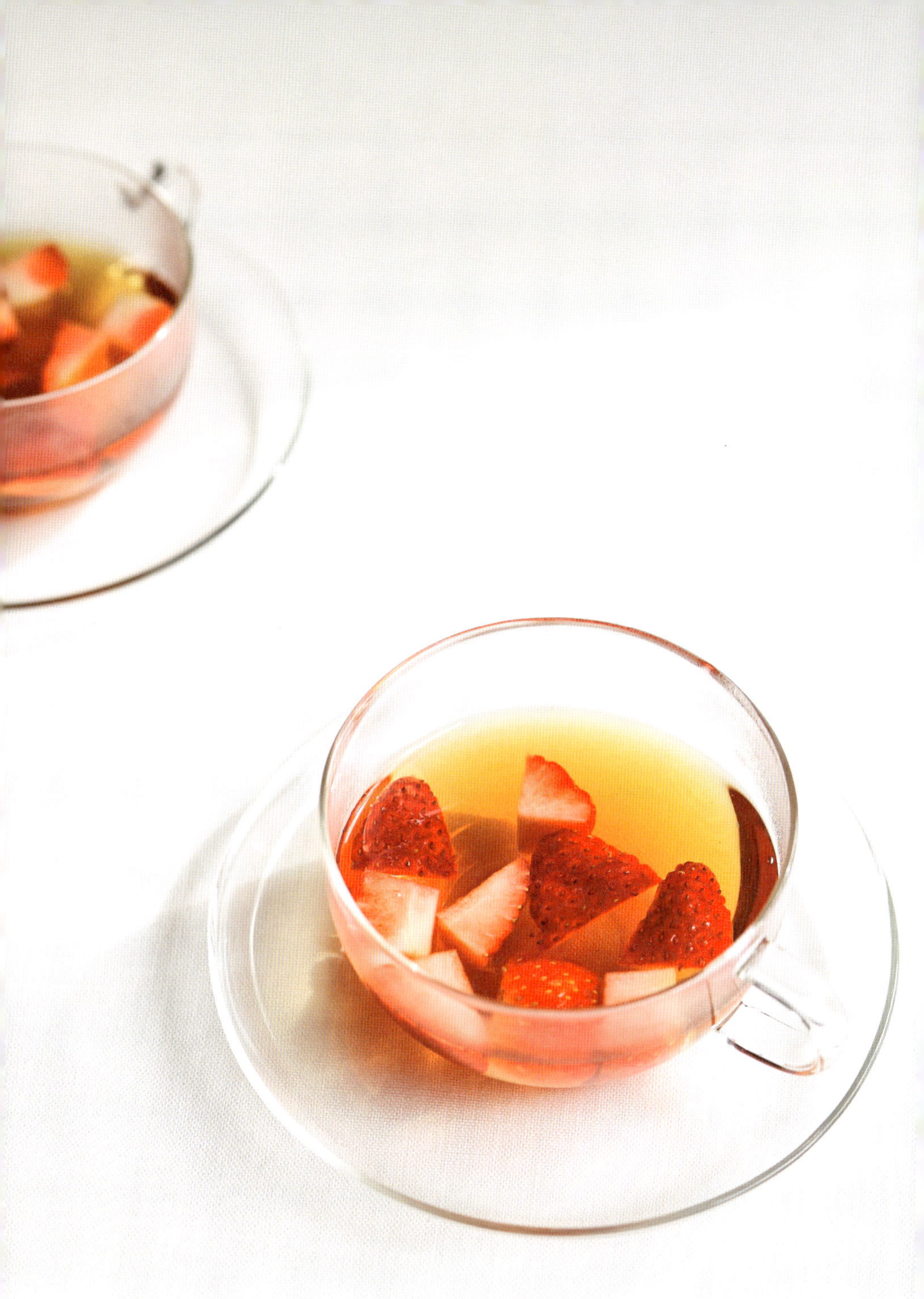

りんごとシナモンの黒糖紅茶

温めて巡らせて、冷えの痛みを和らげる

冷えると血が滞りやすくなります。滞ると痛みは悪化しやすくなるので、腰も肩もお腹も、ポカポカ温めて痛みが出ないようにしておきたいですね。また、優しい甘さも痛みの緩和にはとても効果的です。

食材の働き

りんご　胃腸を健康にする、食欲を増す、潤いを生み出す、渇きを止める、痰を除く、腸を潤し便秘にも効果的。

シナモン　体を温める、寒さを散らす、痛みを止める、気や血の通り道である経絡を温め流れをよくする。

黒糖　お腹を温め寒邪を取り除く、腹痛を緩和、血の巡りをよくする、月経を調節する。

材料と作り方（1人分）

1. りんごは一口大に切る。
2. 小鍋にお湯を沸かし、りんご、紅茶、シナモンスティック、黒糖を入れ火にかける。
3. 黒糖が溶けたら完成。

TYPE

瘀血

陽虚

※のぼせ、ほてりが気になるときは控えめに。

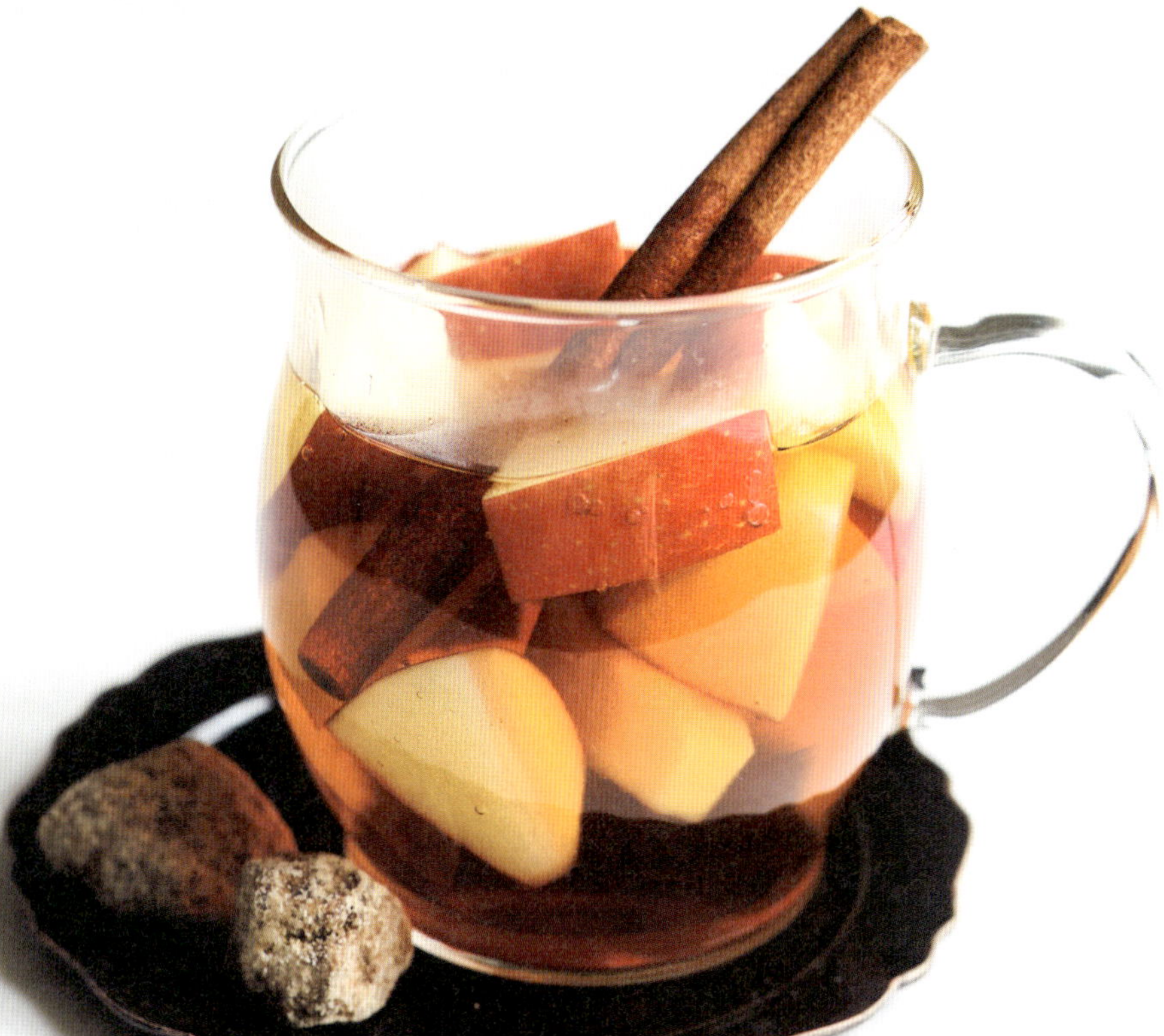

スパイスオレンジティー

手足の冷えがつらいときには

末端の冷えにはしっかり温めつつ、巡らせることが大事。ほっこり香る紅茶でポカポカ温め、オレンジやスパイス類で気を巡らせましょう。

食材の働き

オレンジ　潤いを生み出す、渇きを止める、食欲を出す、気の巡りをよくする、肺を潤し咳を止める。

シナモン　体を温める、寒さを散らす、痛みを止める、気や血の通り道である経絡を温め流れをよくする。

八角　温める力を補い寒さを散らす、気の巡りをよくする、痛みを止める。

紅茶　体を温める、潤いを生む、情緒を安定させる、利尿作用も。

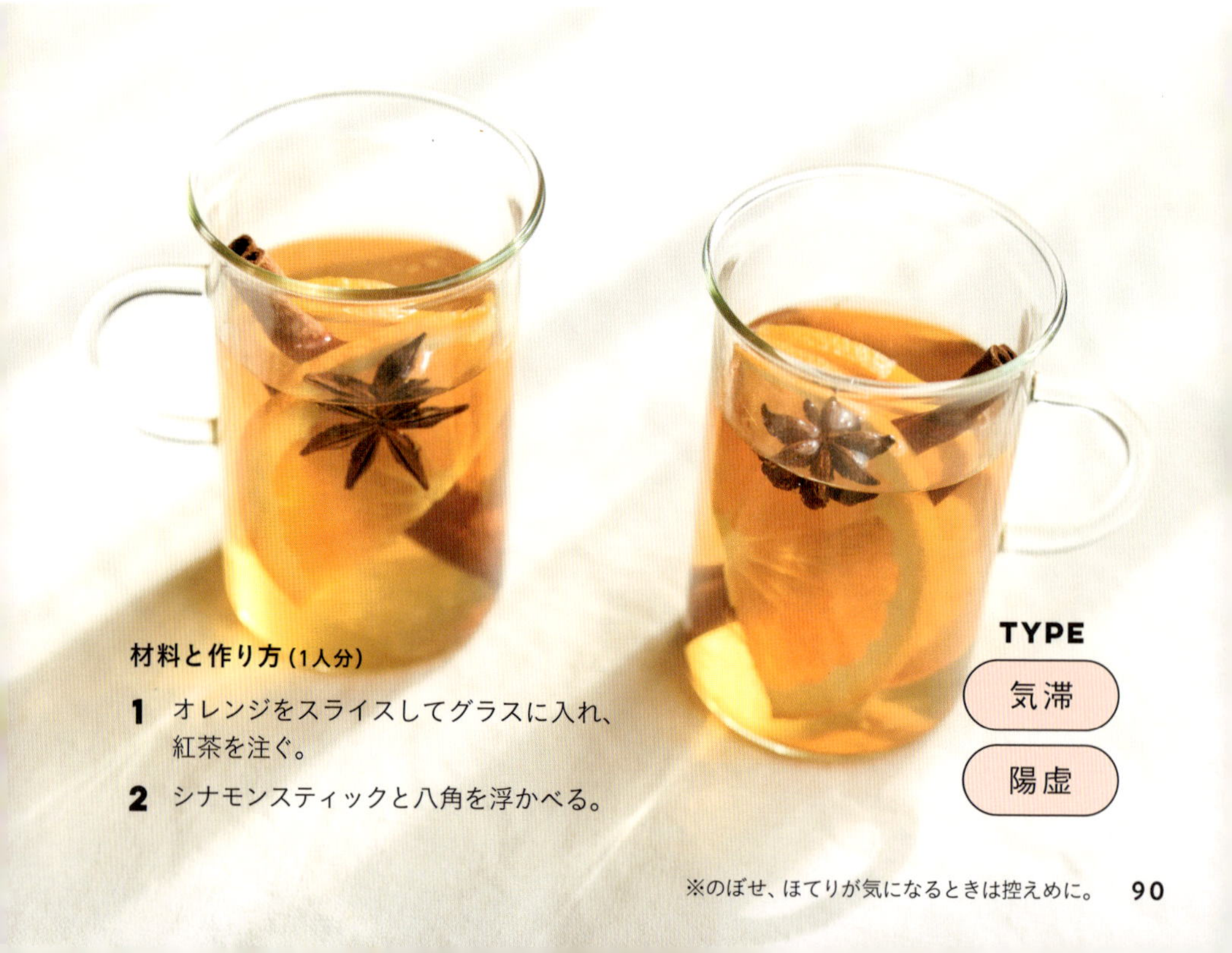

材料と作り方（1人分）

1　オレンジをスライスしてグラスに入れ、紅茶を注ぐ。

2　シナモンスティックと八角を浮かべる。

TYPE

気滞

陽虚

※のぼせ、ほてりが気になるときは控えめに。

アップルジンジャーティー

お腹ポカポカ、胃腸を元気に

イギリスには『1日1個のりんごは医者を遠ざける』という言葉があるくらい、りんごには体によい効果がたくさん。体を温めも冷やしもしませんが、冷えが強い人は温める食材と一緒にとるのがおすすめです。

食材の働き

りんご　胃腸を健康にする、食欲を増す、潤いを生む、渇きを止める、痰を除く、腸を潤し便秘にも効果的。

しょうが　胃腸を温める、嘔吐や咳を止める、痰を除く、発汗作用で邪気を追い出す。

紅茶　体を温める、潤いを生む、情緒を安定させる、利尿作用も。

材料と作り方（1人分）

1. りんごは一口大に切る。
2. コップにりんご、スライスしたしょうが（1〜2枚）を入れる。
3. 上から熱い紅茶を注ぐ。お好みではちみつを入れる。

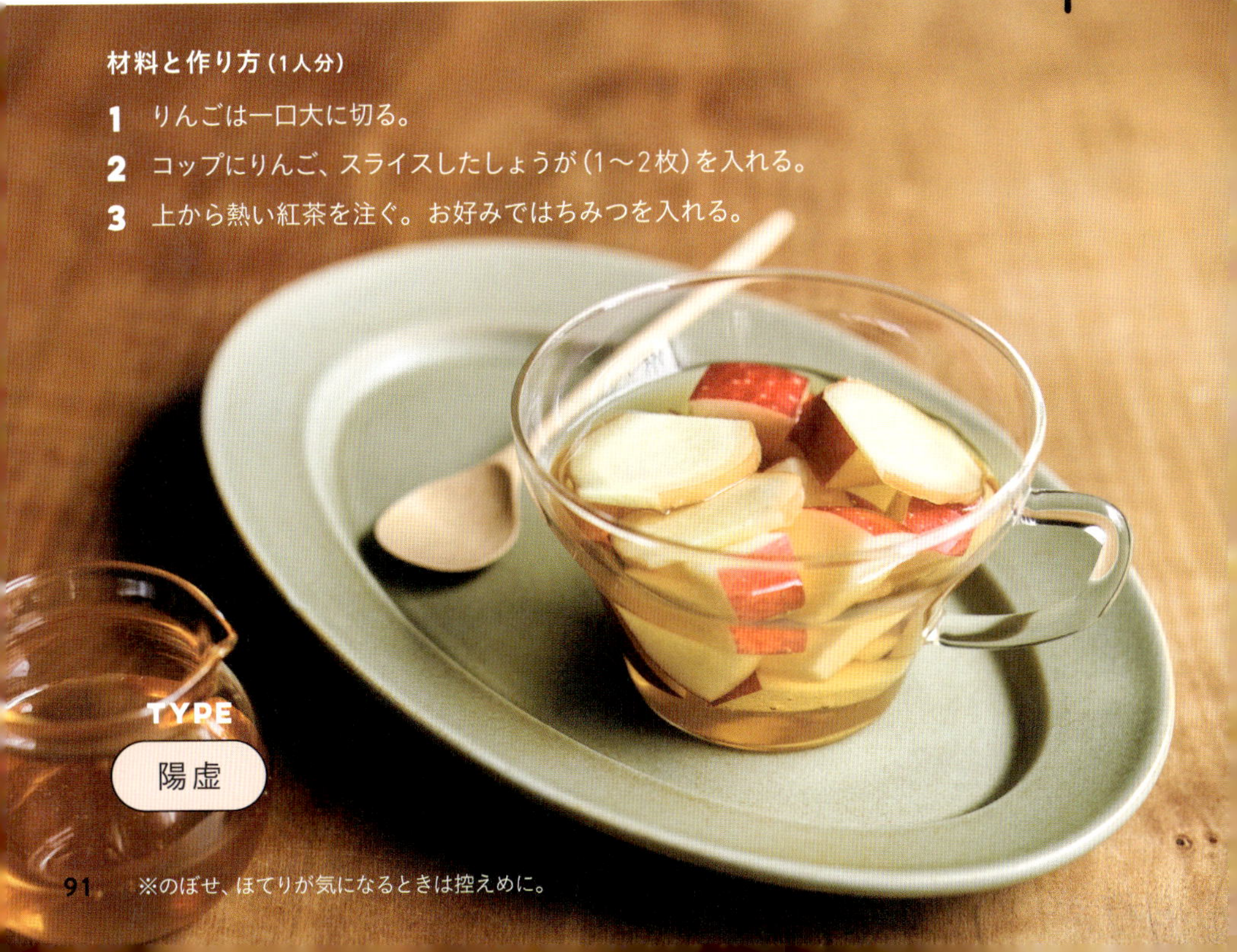

TYPE

陽虚

※のぼせ、ほてりが気になるときは控えめに。

ベリーベリーティー

落ち込むときは体から解きほぐす

考えごとばかりすると、血を消耗してさらにクヨクヨ。血を補うベリーと気を巡らせるレモン、優しい甘さのはちみつで、縮こまった体を解きほぐしましょう。

食材の働き

クランベリー　血の巡りをよくする、胃を整える。

ブルーベリー　目を健康にする、肝腎を補う、血の巡りをよくする。

クコの実　肝腎を補う、肺を潤す、目を健康にする。

はちみつ　五臓を補う、体や皮膚を潤す、咳を止める、便通をよくする、解毒作用も。

レモン　潤いを生み出し渇きを止める、熱を冷ます、胎児を安定させる。

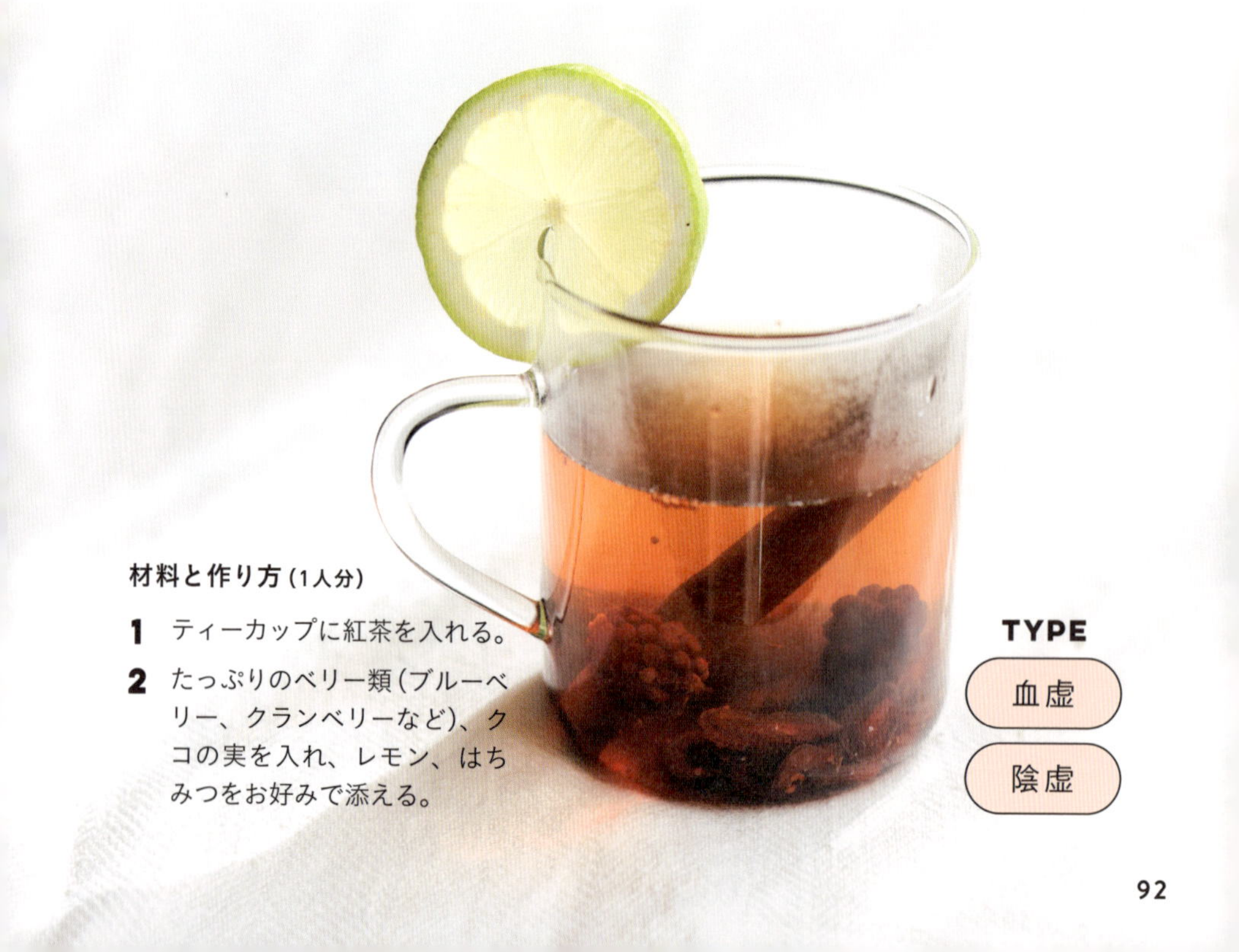

材料と作り方（1人分）

1. ティーカップに紅茶を入れる。
2. たっぷりのベリー類（ブルーベリー、クランベリーなど）、クコの実を入れ、レモン、はちみつをお好みで添える。

TYPE

血虚

陰虚

きんかん緑茶

喉のイガイガにきんかん

花粉や乾燥で喉がイガイガ、腫れているかも……。そんなときはきんかん緑茶がおすすめ。きんかんが喉の炎症を抑えてスッキリ。気の巡りをよくしてくれるので、ストレスによる喉の違和感や頭痛にも効果的。イライラもスーっと落ち着きますよ。

食材の働き

緑茶　潤いを生む、渇きを止める、熱を冷ます、頭をスッキリさせる、解毒、鎮静、利尿作用も。

きんかん　体を温める、消化を助ける、痰を除く、気の巡りをよくする。

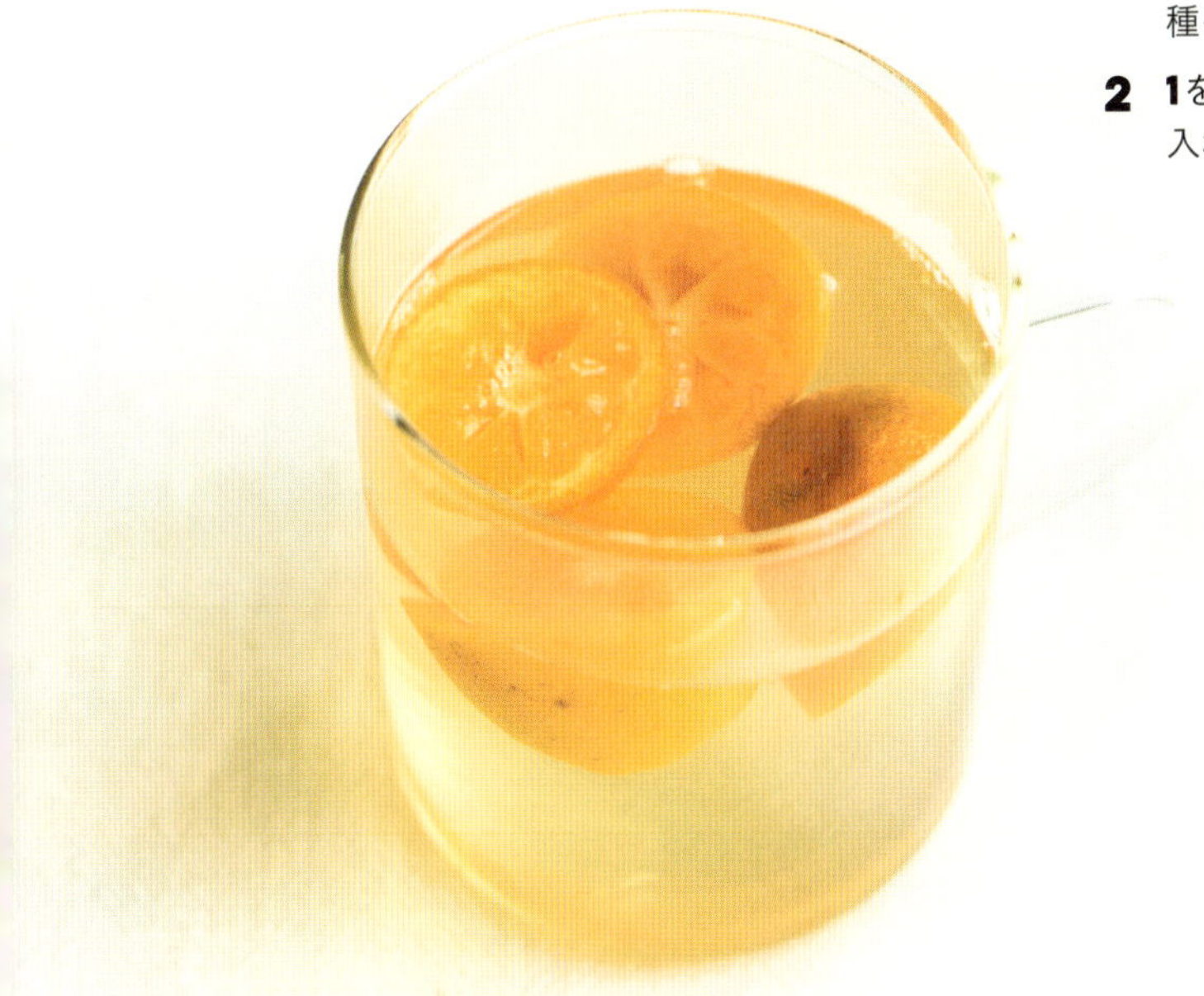

材料と作り方（1人分）

1 きんかんは半分に切り、種を取る。

2 **1**を軽くつぶし、緑茶に入れる。

TYPE

痰湿

気滞

カモミールミントティー

ケホケホつらい空咳に

カモミールとはちみつは、潤して咳を止める、空咳にぴったりの組み合わせ。ミントは喉の炎症を抑えてくれます。よい香りで気持ちもほっこり。ゆっくり喉を潤しながら飲むと効果的です。

食材の働き

カモミール　熱を冷ます、咳を止める、解毒、鎮静、イライラを緩和。

ミント　気の巡りをよくする、頭や目をスッキリさせる、喉の腫れや痛みを改善する。

はちみつ　五臓を補う、体や皮膚を潤す、咳を止める、便通をよくする、解毒作用も。

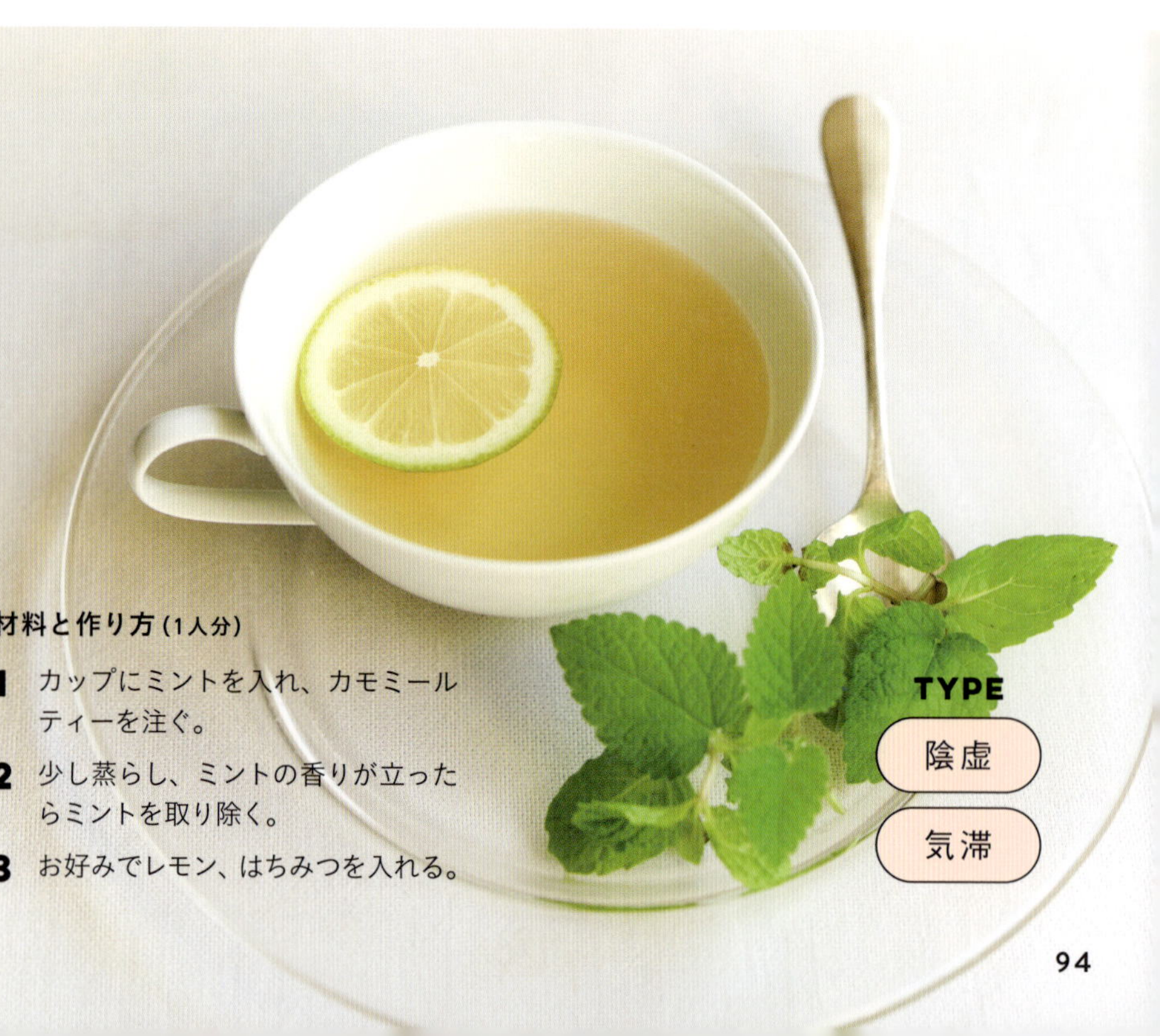

材料と作り方（1人分）

1. カップにミントを入れ、カモミールティーを注ぐ。
2. 少し蒸らし、ミントの香りが立ったらミントを取り除く。
3. お好みでレモン、はちみつを入れる。

TYPE

陰虚

気滞

グレフルジャスミンティー

食欲の暴走をケア

食欲が止まらない。そんなときは胃熱を鎮静する苦味のある食材がおすすめ。グレープフルーツは、苦味によって胃熱を鎮火、香りで気の巡りをよくしてストレスによる食欲の暴走の原因をケアしてくれます。

食材の働き

グレープフルーツ　熱を沈め気を巡らせる、胃の働きを整える。

緑茶　潤いを生む、渇きを止める、熱を冷ます、頭をスッキリさせる、解毒、鎮静、利尿作用も。

※ジャスミン茶は緑茶にジャスミンの花の香りを移したものなので効能は緑茶がメインです。

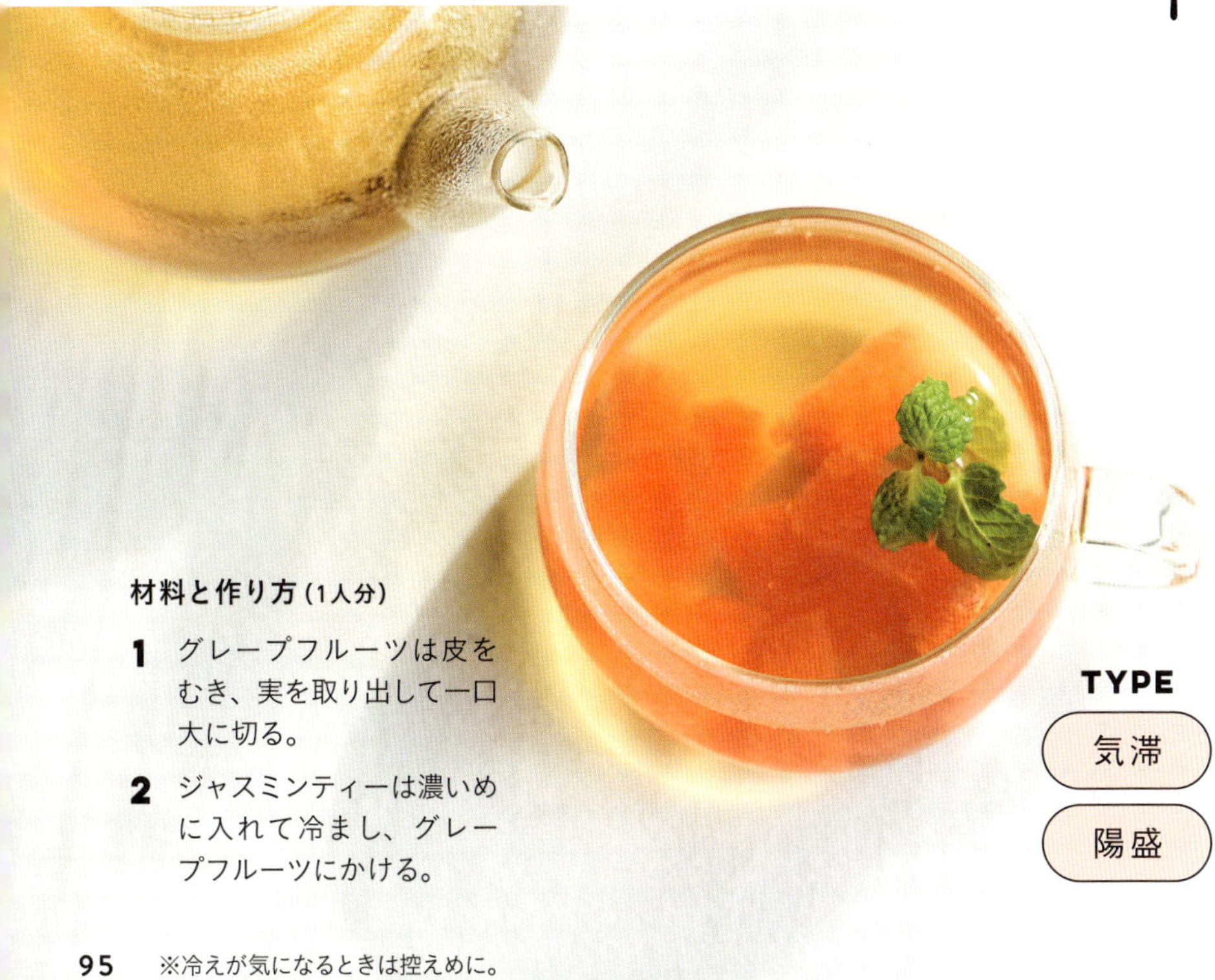

材料と作り方（1人分）

1. グレープフルーツは皮をむき、実を取り出して一口大に切る。
2. ジャスミンティーは濃いめに入れて冷まし、グレープフルーツにかける。

TYPE

気滞

陽盛

※冷えが気になるときは控えめに。

いちごルイボスミントティー

いちごで暑さ対策

急な暑さでのぼせほてり、肌荒れ、イライラ、頭痛が出ている人、自律神経が乱れがちで、浮腫が気になる人におすすめの飲み物。いちごとミントは暑熱を取り除く組み合わせ。お手軽ドリンクでおいしくスッキリ体を整えられるといいですね。

食材の働き

いちご　熱を冷ます、胃を健康にする、消化不良や下痢を改善、血と潤いを補う、自律神経を整える。

ミント　気の巡りをよくする、頭や目をスッキリさせる、喉の腫れや痛みを改善する。

※ルイボスティーの薬膳的な効能はわかっていません。

材料と作り方（1人分）

1 いちごは口に入れやすい大きさに切り、カップに入れる。

2 ルイボスティーを注ぎ、飲む直前にミントを浮かべる。

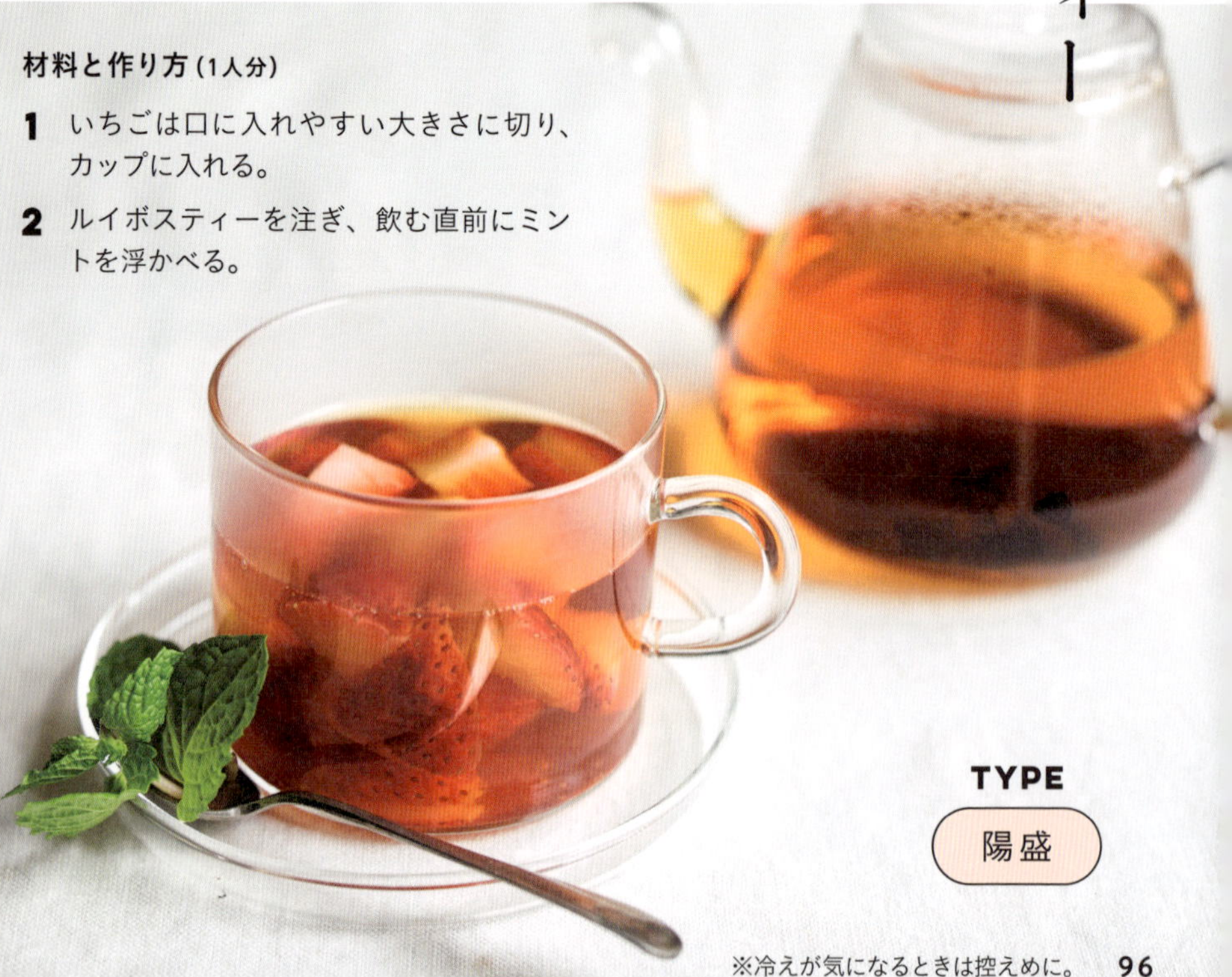

TYPE

陽盛

※冷えが気になるときは控えめに。

しょうが黒糖湯

ゾクッと風邪の予感にしょうが黒糖

首筋にゾクゾクッといやな寒気を感じたら、間髪入れずにしょうが黒糖湯を飲みましょう。ふぅふぅしながらじんわりと汗をかくまで飲むのがポイント。あとは温かくして寝てくださいね。タイミングさえ逃さなければ、悪化せずに風邪を追い払うことができますよ。

食材の働き

しょうが　胃腸を温める、嘔吐や咳を止める、痰を除く、解毒作用も。

黒糖　お腹を温め寒邪を取り除く、腹痛を緩和、血の巡りをよくする、月経を調節する。

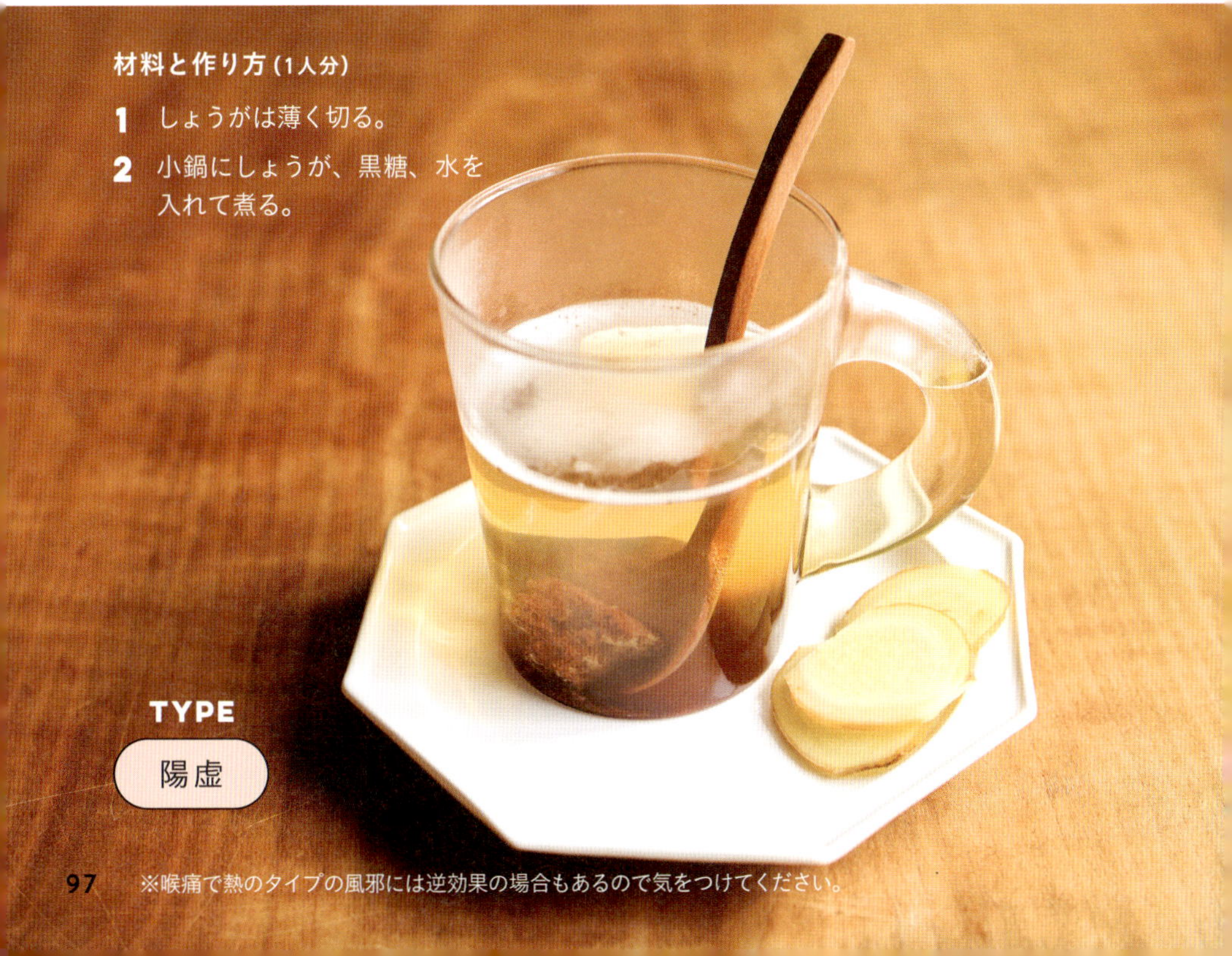

材料と作り方（1人分）

1. しょうがは薄く切る。
2. 小鍋にしょうが、黒糖、水を入れて煮る。

TYPE

陽虚

※喉痛で熱のタイプの風邪には逆効果の場合もあるので気をつけてください。

ほっこり薬膳ホットワイン

寒い日に心も体もほぐしてくれる

寒くて心も体も元気がない。そんなときは、薬膳ホットワインで体を温めて。お酒が飲めない人は赤ワインをグレープジュースに変えて、みんなで体ポカポカに。

食材の働き

赤ワイン 体を温め、気を巡らせイライラを鎮める。
クローブ 体を温め痛みを取る。
シナモン お腹を温め痛みを取る、関節痛に。
オレンジ 潤いを生み出す、気の巡りをよくする。
レモン 潤いを生み渇きを止める、熱を冷ます。
はちみつ 五臓を補う、体や皮膚を潤す、咳を止める、便通をよくする、解毒作用も。

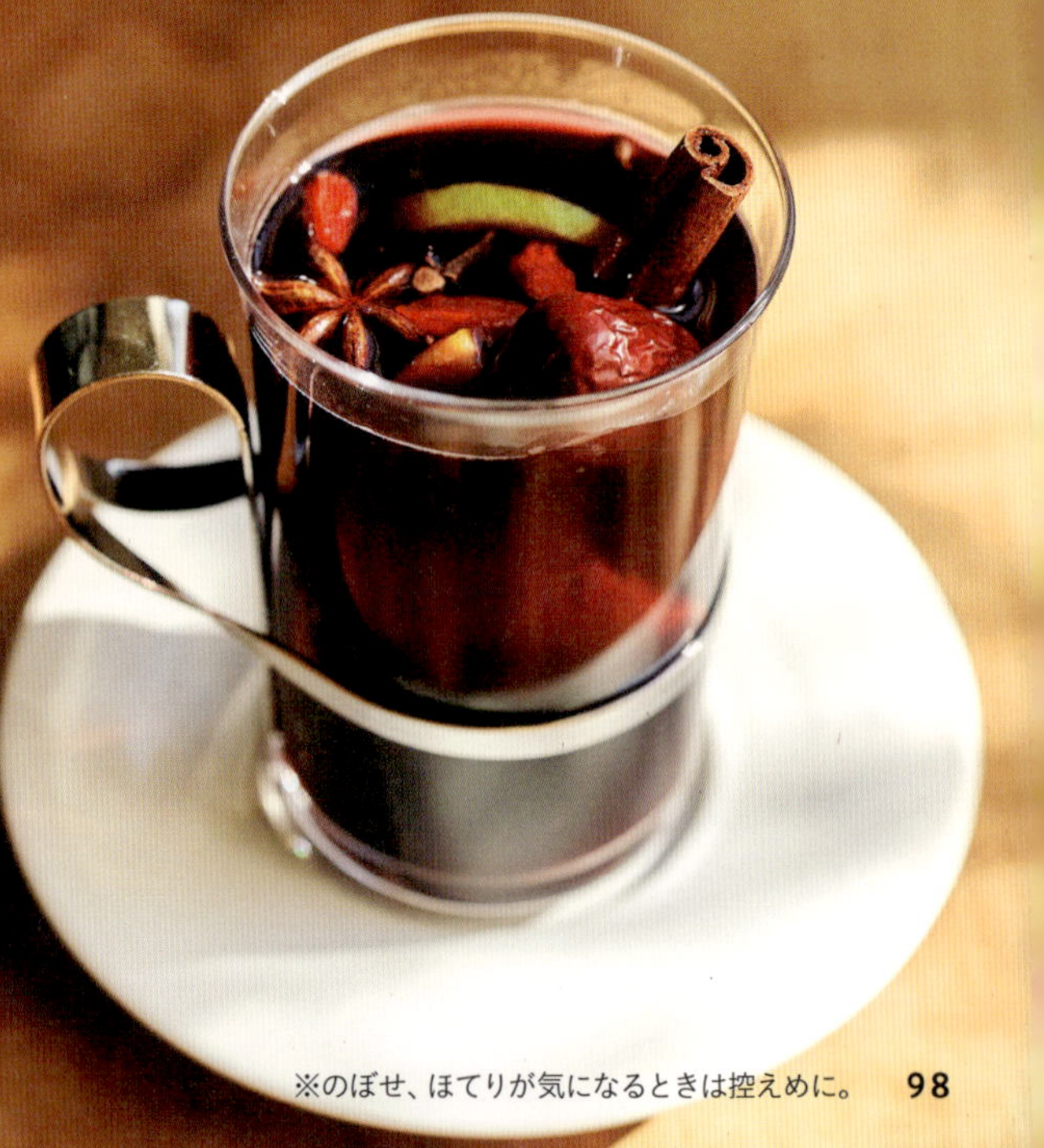

材料と作り方（1人分）

1. 鍋に赤ワイン（200mℓ）、クローブ（2個）、シナモン（1/2本）、オレンジ（適宜）、レモンスライス（適宜）を入れる。なつめ、クコの実はあれば入れる。
2. 沸騰させないように、弱火で20分煮る。
3. 火からおろし、はちみつ（大さじ1）を加える。冷えが強い人は八角（スターアニス）を足すのもおすすめ。

TYPE

気滞

陽虚

※のぼせ、ほてりが気になるときは控えめに。

梨甘酒

残暑でバテバテな体に

汗をかきすぎて、エネルギーも潤いも残っていない。そんなバテバテな体には、元気と潤いを同時に補ってくれるドリンクを。甘酒の甘さを梨の瑞々しさがさわやかにしてくれて、とても飲みやすいですよ。

食材の働き

梨　熱を冷ます、肺を潤す、咳を止める、痰を除く。

甘酒　気を補う、体液を生み出す、血の巡りをよくする、お腹を整える、便通をよくする。

材料と作り方（1人分）

1. 梨（1/4個）は皮をむき、ミキサーに入れる。
2. 甘酒を加え、お好みで希釈して撹拌する。

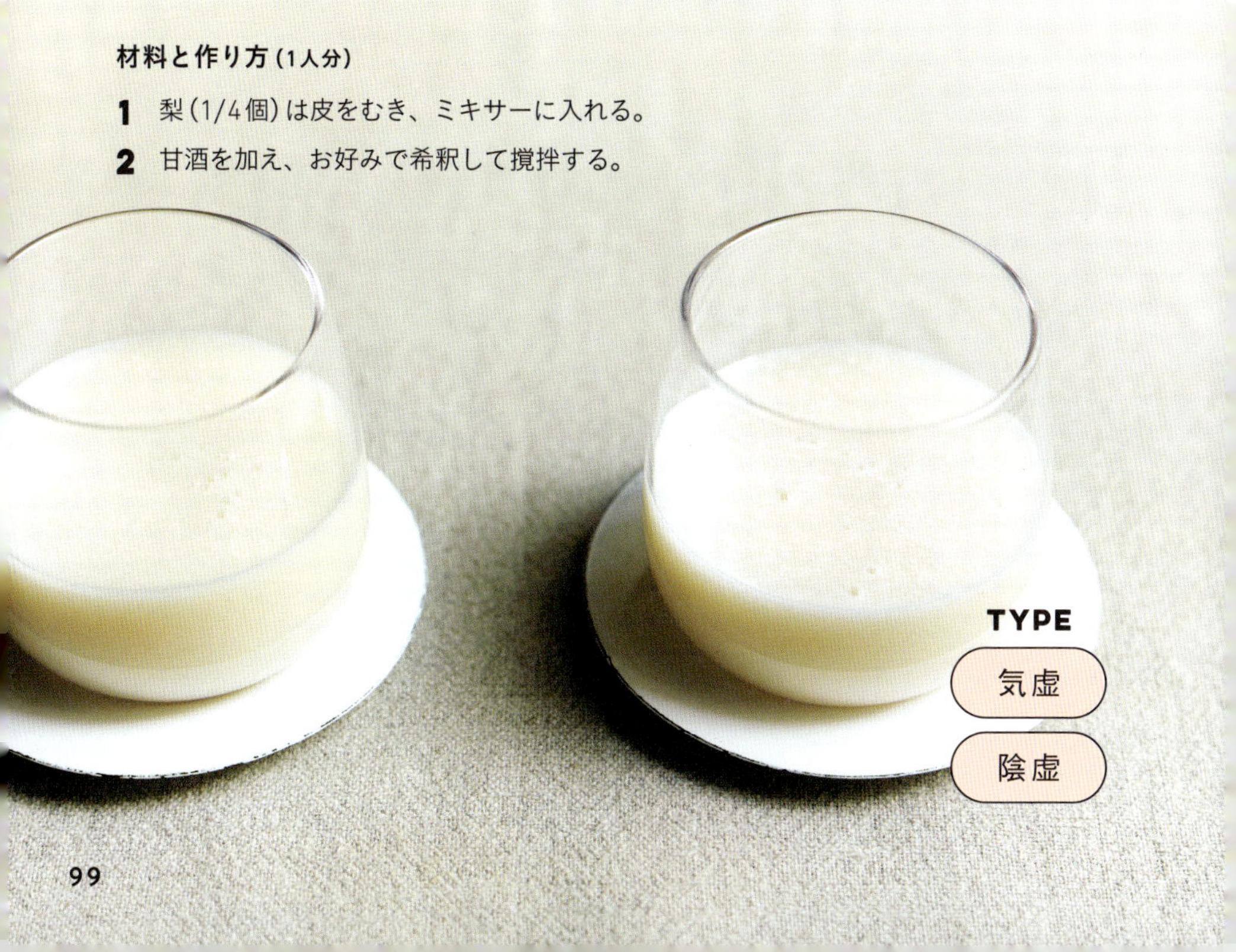

TYPE
気虚
陰虚

いちご甘酒

疲れた心と体にご褒美を

『飲む点滴』として有名な甘酒ですが、まったりした甘さが苦手という人も多いのでは？　いちご甘酒なら、いちごの酸味で甘さが抑えられ、スッキリ飲みやすいはず。いちごと甘酒は、元気と潤いを補って、イライラも緩和してくれるよい組み合わせです。

食材の働き

いちご　熱を冷ます、胃を健康にする、消化不良や下痢を改善、血と潤いを補う、自律神経を整える。

甘酒　気を補う、体液を生み出す、血の巡りをよくする、お腹を整える、便通をよくする。

材料と作り方（1人分）

1　ミキサーにいちご、甘酒を入れて撹拌する。

2　コップに注ぎ、小さく切ったいちごをのせる。
＊ミキサーがないときは、コップの中でいちごをスプーンで潰しながら飲んでも◎。

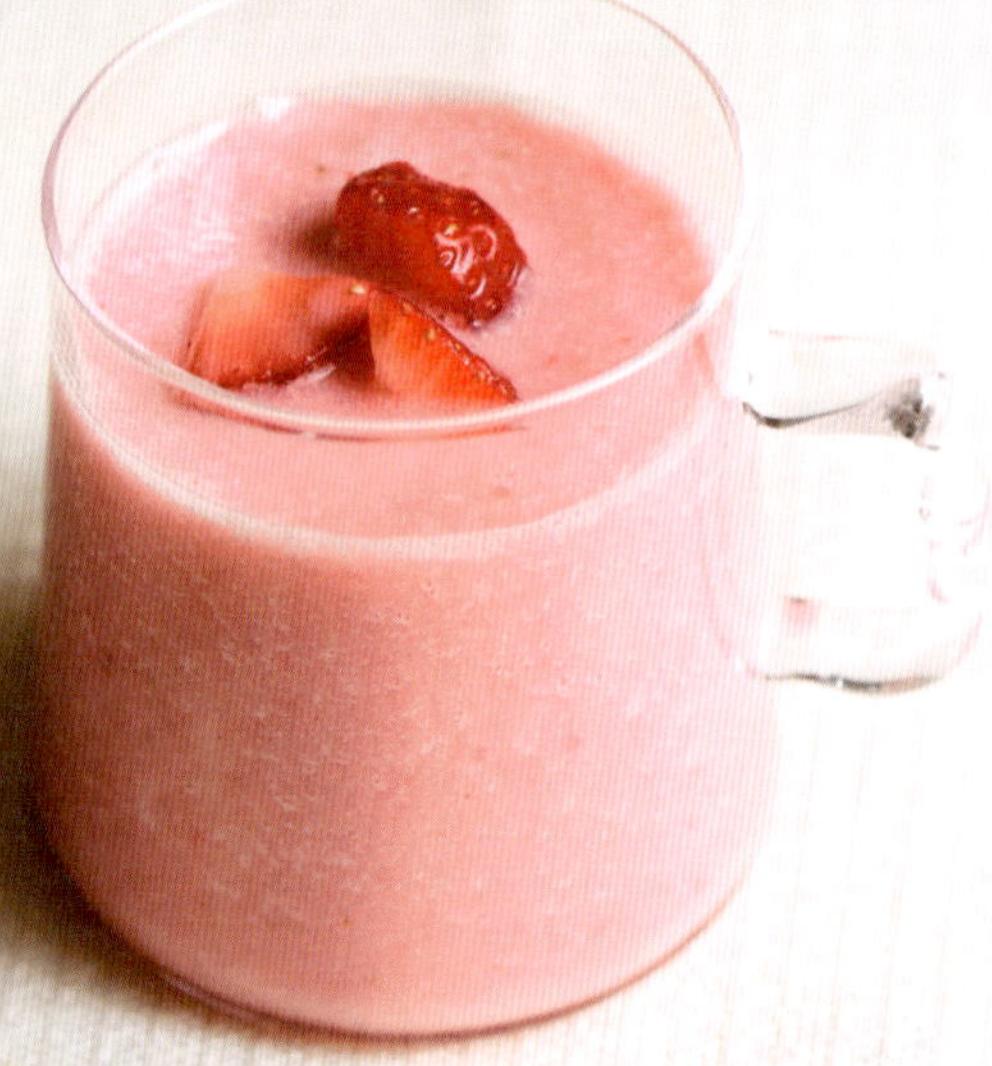

TYPE

気虚

血虚

さつまいも甘酒ココア

自然な甘みで不安を和らげる

中医学では「脾（胃腸）」は「思」という感情と関わりが深いとされています。だから胃腸が弱るとクヨクヨ悩みやすくなったり、訳もなく不安感が出やすくなったり。さつまいもや甘酒のような自然な甘みには胃腸を元気にする力があるので、まずは胃腸を元気に整えて。

食材の働き

さつまいも　気を補う、胃腸を整える、腸を潤し便通をよくする。

甘酒　気を補う、体液を生み出す、血の巡りをよくする、お腹を整える、便通をよくする。

ココア　気を益す、気持ちを落ち着ける、利尿。

材料と作り方（1人分）

1 さつまいもは輪切りにして蒸す。
＊面倒な場合は少しお水をかけて電子レンジで温める。

2 ミキサーに粗く刻んだ**1**、甘酒、ココアを入れ撹拌する。

3 小鍋に入れ温める。刻んださつまいもをのせる。

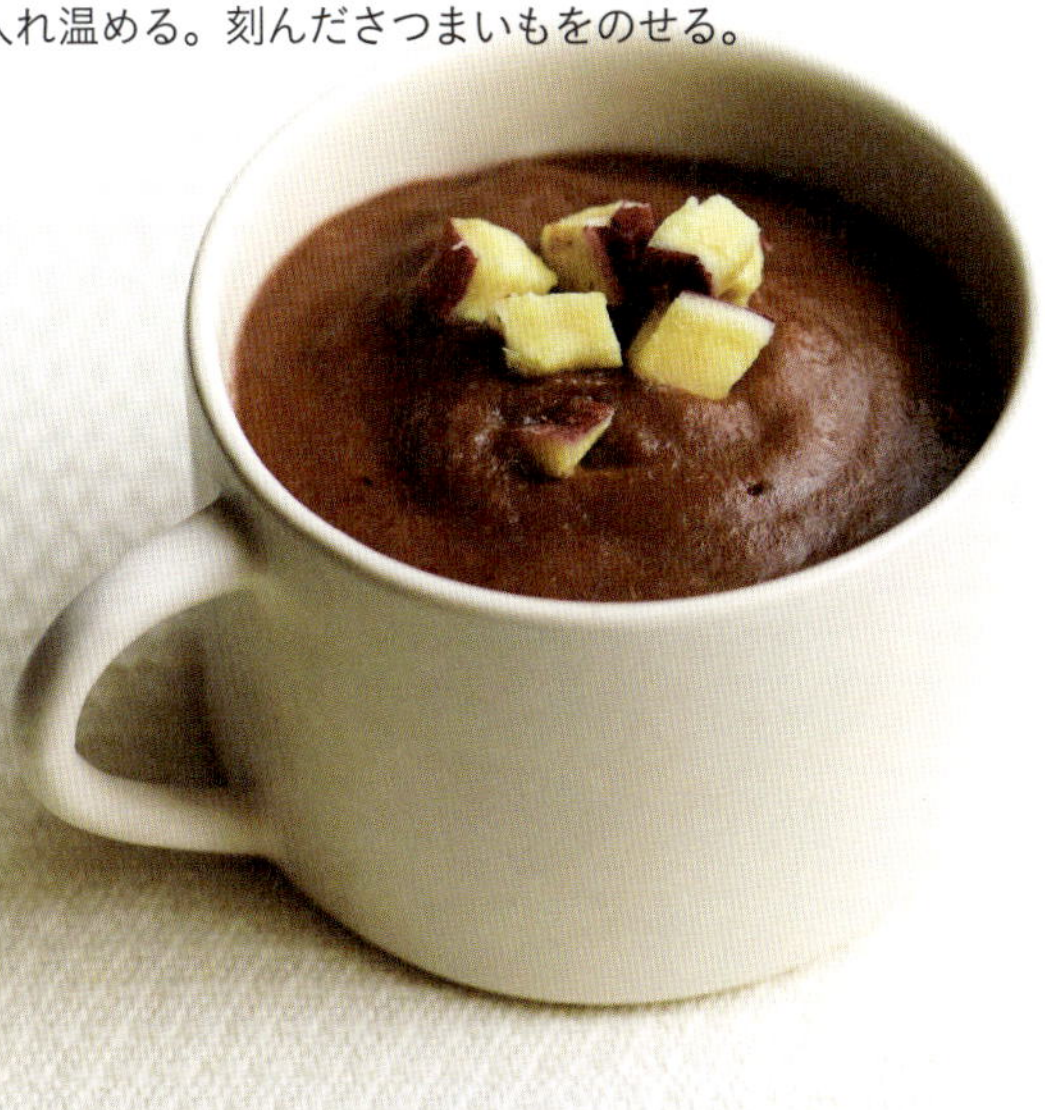

TYPE
気虚

スリスリにんじんとりんごのホットジンジャースムージー

お腹が整う

冷えてお腹の調子が悪いときは体をじんわり整えてくれるホットスムージー。にんじんとりんごが胃腸を整え、はちみつの優しい甘さが痛みを緩和してくれます。

食材の働き

にんじん　胃腸を整える、消化不良を改善、血を補う。
りんご　胃腸を健康にする、食欲を増す、潤いを生む、渇きを止める、痰を除く、腸を潤し便秘にも効果的。
しょうが　胃腸を温める、嘔吐や咳を止める、痰を除く、解毒作用も。
はちみつ　五臓を補う、体や皮膚を潤す、咳を止める、便通をよくする、解毒作用も。

材料と作り方（1人分）

1. りんご（1/2個）とにんじん（1/2本）をすりおろして小鍋に入れる。あればレモン汁を少々混ぜる（変色止めのため）。
2. お好みで水を足す。火にかけて温まったらカップに移し、はちみつ少々とおろししょうが少々を入れる。

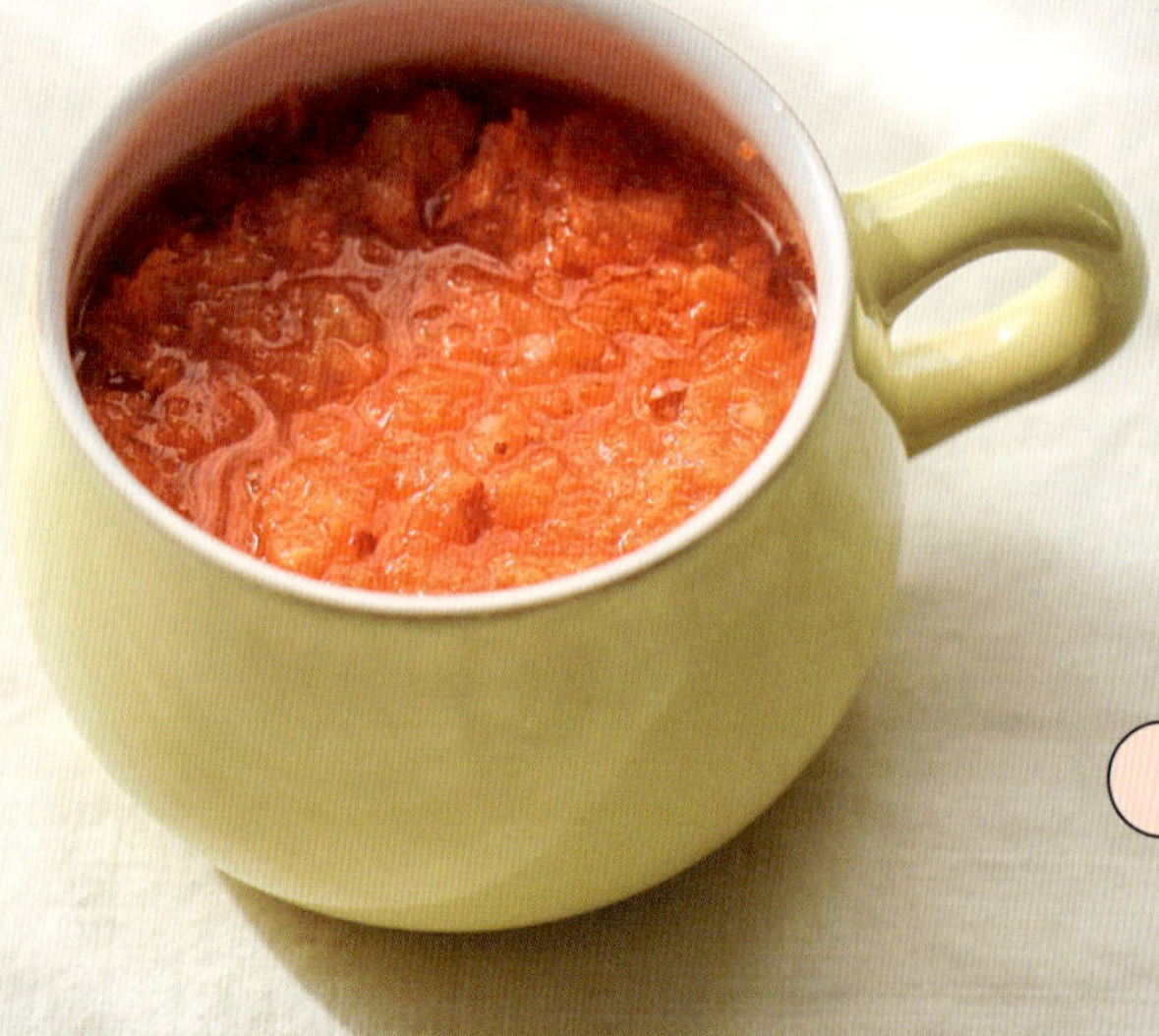

TYPE
気虚

ハニーレモンバナナジュース

コロコロ便秘にバナナ

体に熱がこもってコロコロ便秘になってしまうときは、熱を冷ましてくれるバナナジュースがおすすめ。はちみつを入れることで腸を潤し、便通もよくしてくれます。ただ、お腹が冷えてるタイプの便秘にはバナナはNG。バナナは寒性なので、便秘が悪化してしまいます。

食材の働き

バナナ　熱を冷ます、腸を潤す、便通をよくする。

はちみつ　五臓を補う、体や皮膚を潤す、咳を止める、便通をよくする、解毒作用も。

白ごま　体を潤す、肌の乾燥を防ぐ、腸の滑りをよくして便秘を改善。

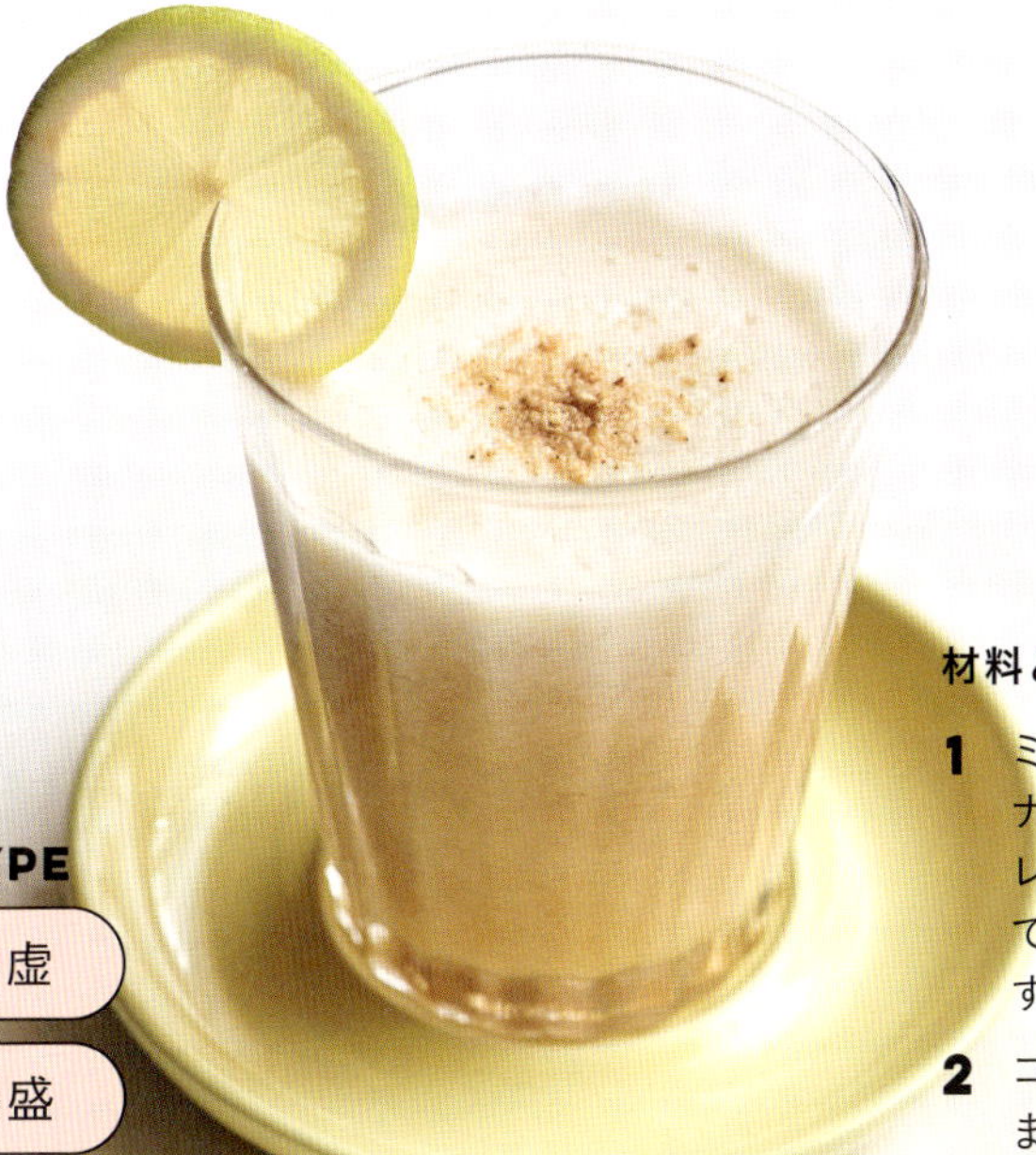

TYPE

陰虚

陽盛

材料と作り方（1人分）

1. ミキサーに皮をむいたバナナ（1本）、水（100㎖）、レモン汁（少々）、お好みではちみつを入れ、撹拌する。
2. コップに注ぎ、白すりごまを散らす。

※冷えが気になるときは控えめに。

いちご豆乳

乾燥には体潤すいちご豆乳

肌カサカサ、喉カラカラ。舌に苔がなく真っ赤なタイプは潤い不足。季節のフルーツや豆乳で潤いを補うといいですよ。おすすめは、体を潤して余分な熱を冷ましてくれる、いちごと豆乳の組み合わせ。豆乳のほんのりした甘さといちごのさわやかな酸味でおいしく潤います。

食材の働き

いちご　熱を冷ます、胃を健康にする、消化不良や下痢を改善、血と潤いを補う、自律神経を整える。

豆乳　体液を生み出す、痰を除く、母乳の出をよくする。

材料と作り方（1人分）

ミキサーにいちご、豆乳を入れ攪拌する。

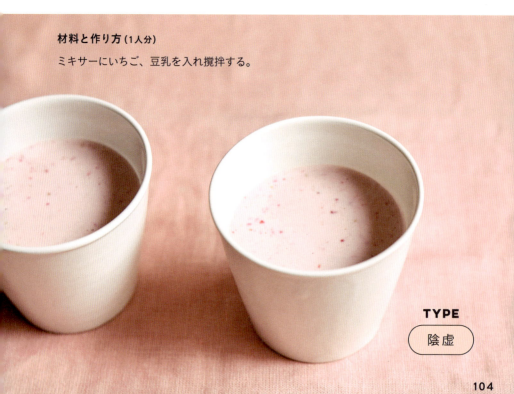

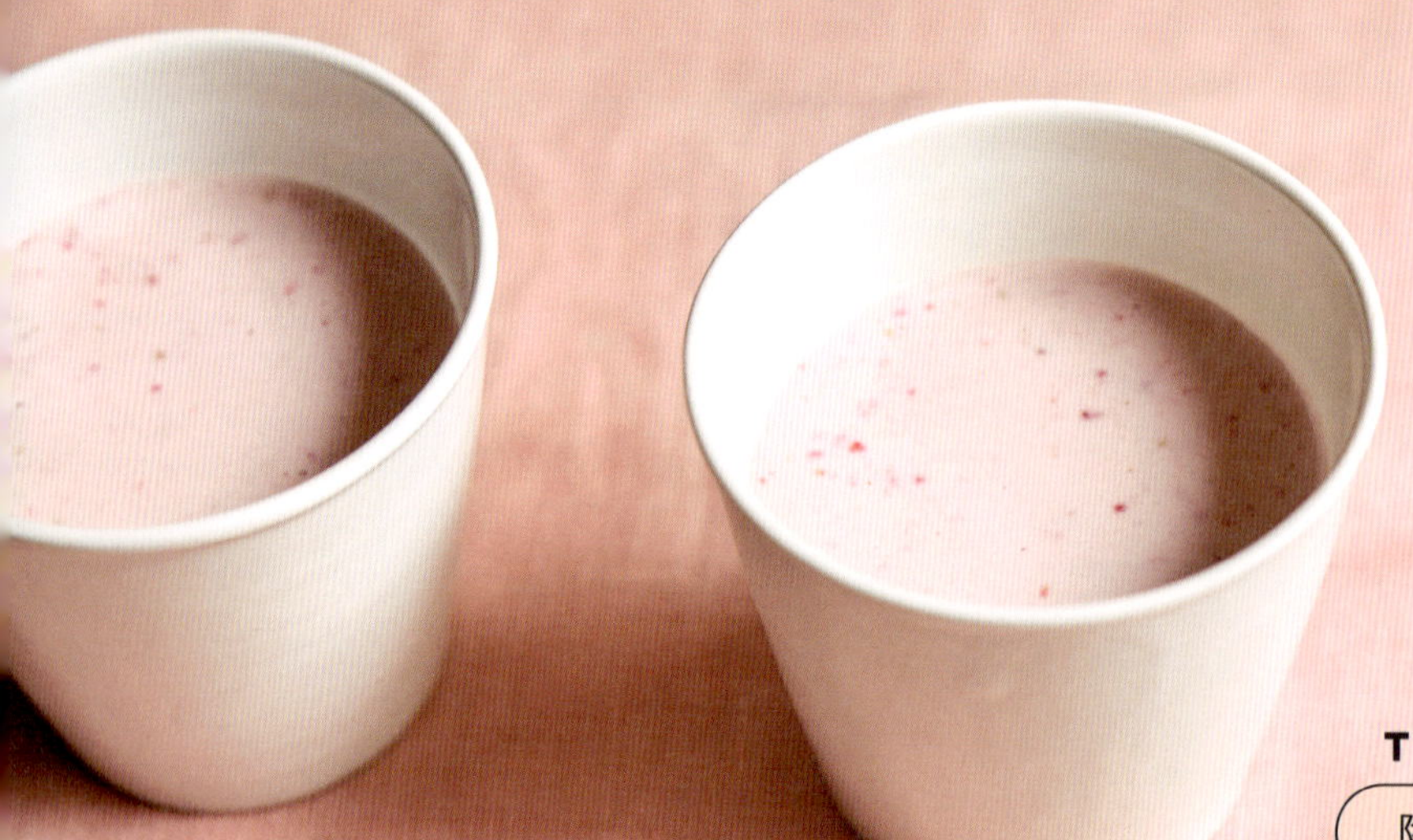

TYPE

陰虚

スッキリ潤すグレフル豆乳

食欲暴走！　手遅れになる前に

食欲の暴走は早めの対処が大切です。胃熱の原因となるストレスにアプローチするグレープフルーツは、直接熱を冷ます力もあり、食欲暴走を抑えてくれる食材。豆乳も渇きを潤し食欲を鎮静します。まずはグレフル豆乳を飲んで、落ち着けるといいですね。

食材の働き

グレープフルーツ　熱を沈め気を巡らせる、胃の働きを整える。

豆乳　体液を生み出す、痰を除く、母乳の出をよくする。

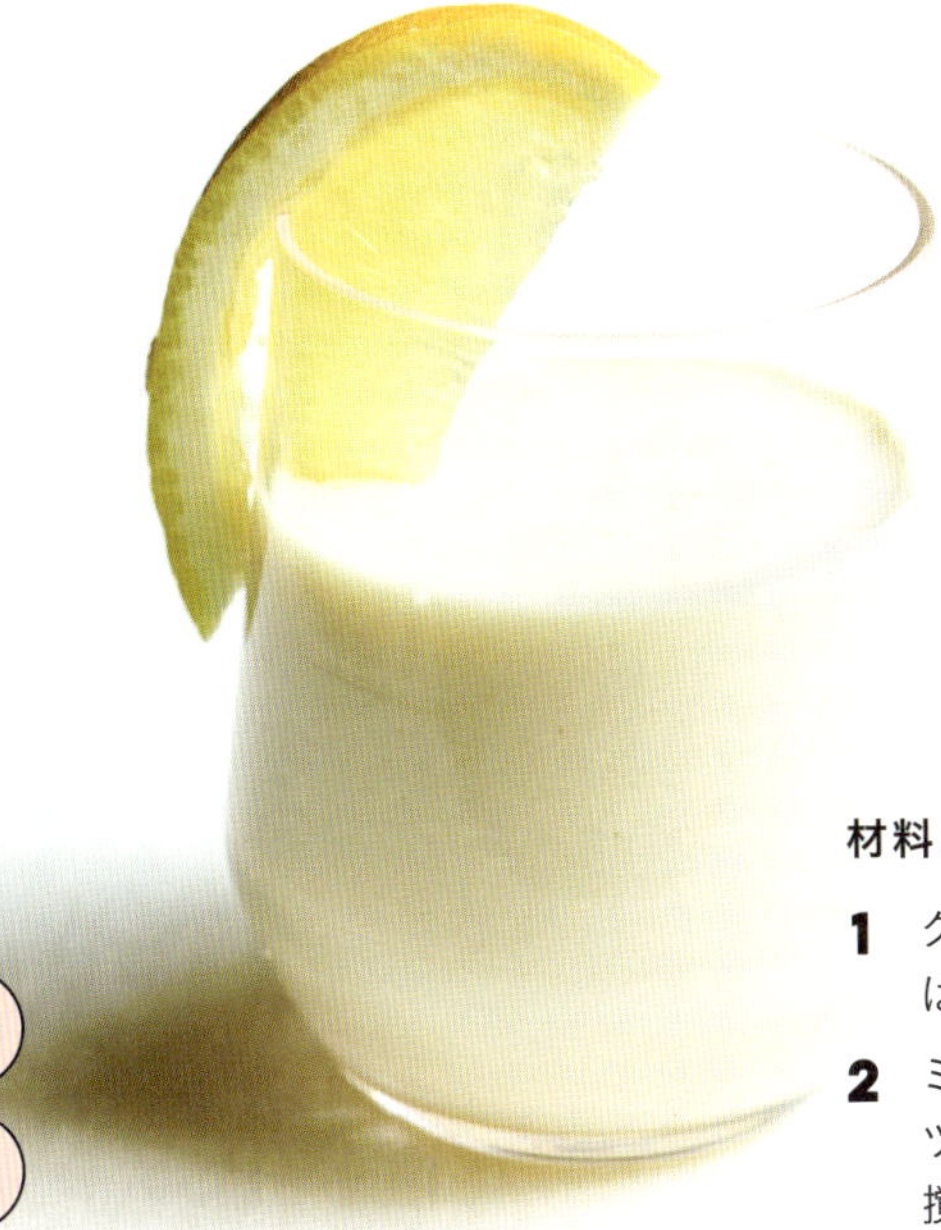

TYPE

気滞

陰虚

材料と作り方（1人分）

1 グレープフルーツ（1/2個）は皮をむき、実を取り出す。

2 ミキサーにグレープフルーツ、豆乳（200㎖）を入れ、撹拌する。

※冷えが気になるときは控えめに。

ブルーベリーラッシー

疲れ目やドライアイに

日々、PCやスマホで目を酷使。エアコンでさらに目がシパシパ。「目を休めてね」って言ってもなかなか難しいですよね。目にしっかり栄養と潤いを届けるブルーベリーとヨーグルトをとり、せめて内側からケアしてあげましょう。

食材の働き

ブルーベリー　目を健康にする、肝腎を補う、血の巡りをよくする。

ヨーグルト　潤いを補う、体液を生み出す、渇きを止める、食欲を増す、腸を潤す。

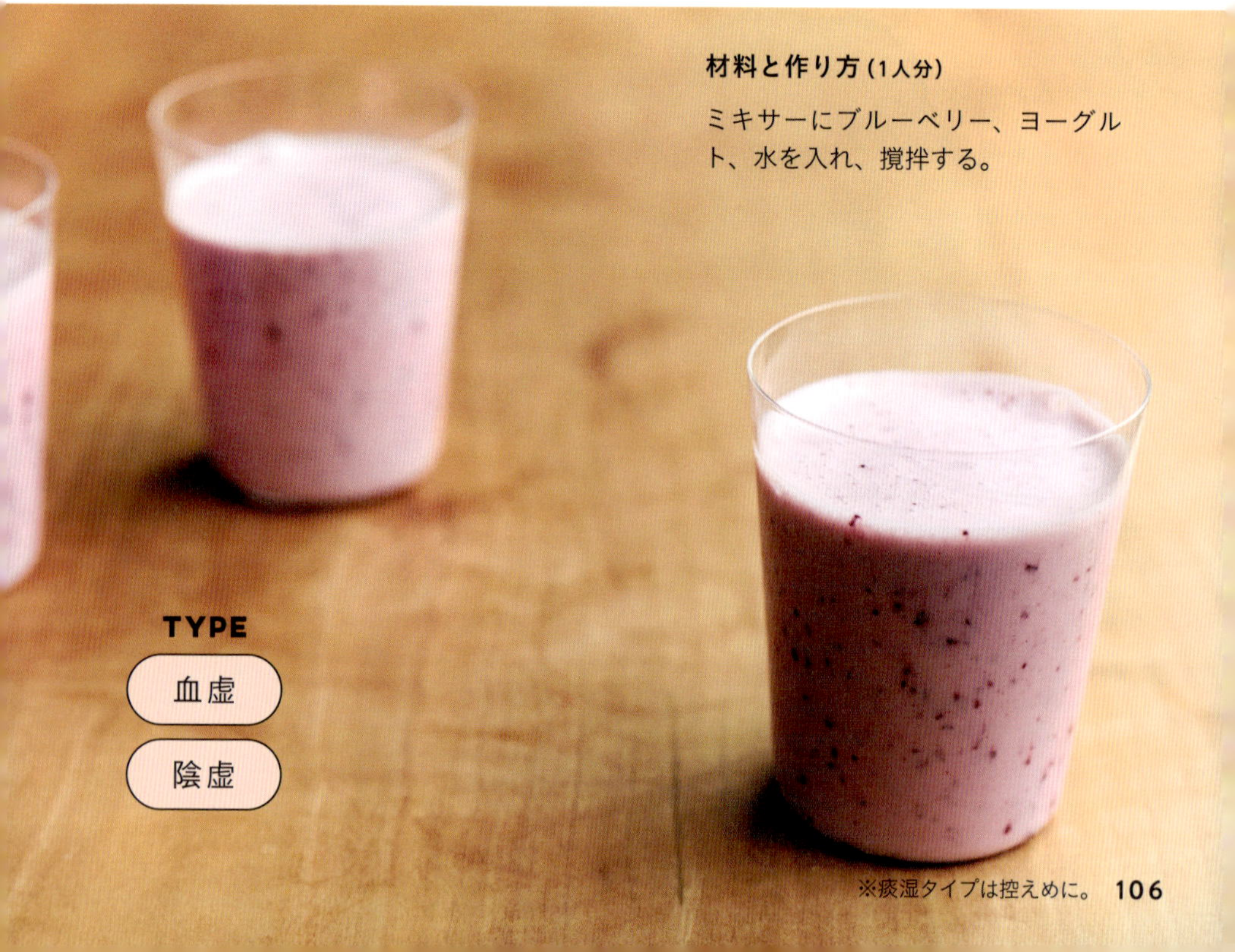

材料と作り方（1人分）

ミキサーにブルーベリー、ヨーグルト、水を入れ、撹拌する。

TYPE

血虚

陰虚

※痰湿タイプは控えめに。

梨ラッシー

乾燥によるイガイガ、ケホケホに

乾燥で喉がイガイガしたり、空咳が出たりするときは、肺に潤いを。中医学的に肺と関わりの深い色は「白」。肺を潤すには白い食材がおすすめです。

食材の働き

梨　熱を冷ます、肺を潤す、咳を止める、痰を除く。

ヨーグルト　潤いを補う、体液を生み出す、渇きを止める、食欲を増す、腸を潤す。

はちみつ　五臓を補う、体や皮膚を潤す、咳を止める、便通をよくする、解毒作用も。

レモン　潤いを生み渇きを止める、熱を冷ます、胎児を安定させる。

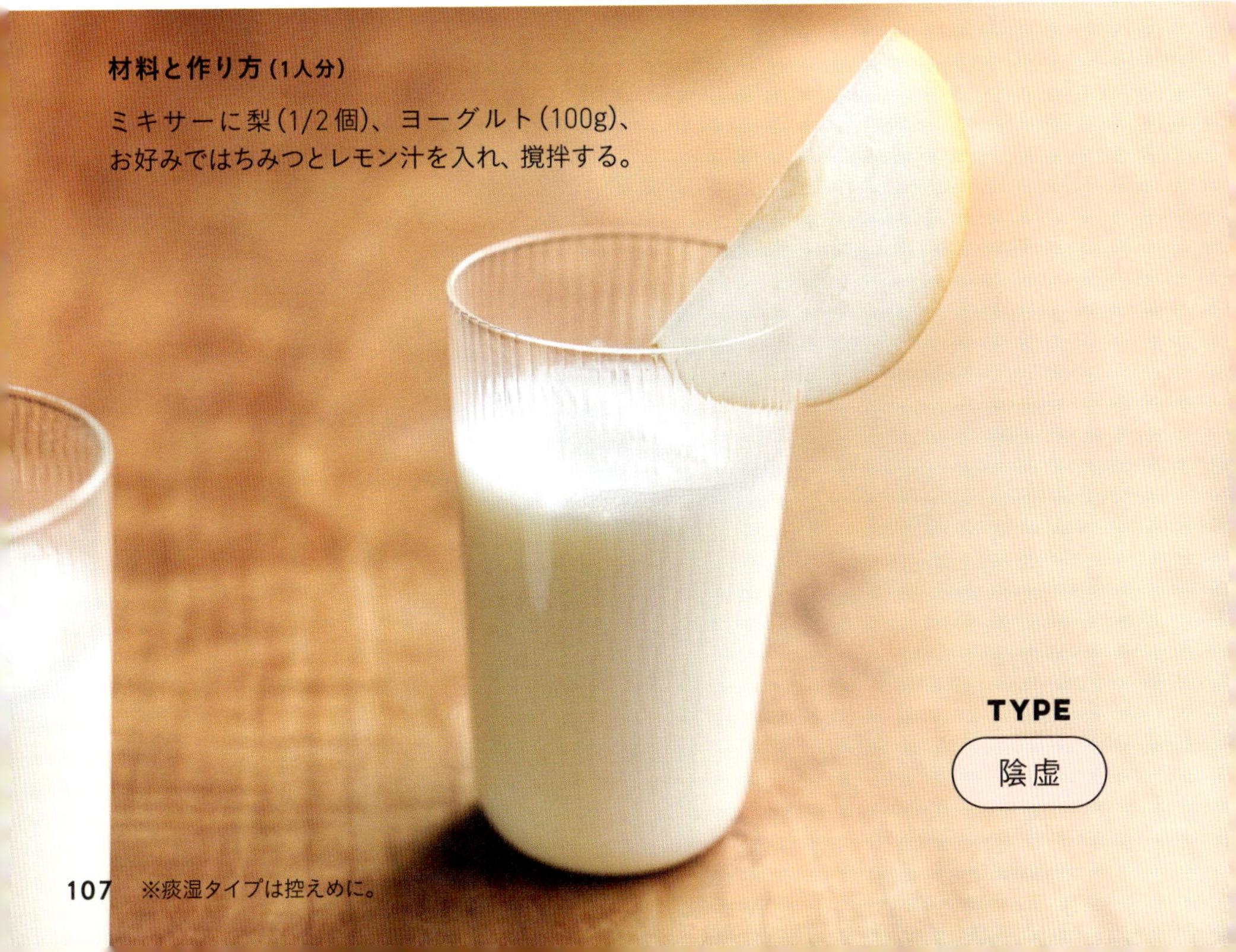

材料と作り方（1人分）

ミキサーに梨（1/2個）、ヨーグルト（100g）、お好みではちみつとレモン汁を入れ、撹拌する。

TYPE

陰虚

※痰湿タイプは控えめに。

紫蘇モヒート

体にこもった湿、イライラを発散

気温と湿度が高くなると体にも湿がこもってムシムシ、イライラ。うまく発散できないと、どんどん悪化してしまいます。そんなときは炭酸のシュワシュワ&紫蘇とレモンの香りでイライラをスッキリさせましょう。紫蘇もレモンも胎児を安定させる働きのある「安胎」。つわりがしんどい妊婦さんもスッキリできるドリンクです。

食材の働き

紫蘇　気を巡らせる、胃腸の働きを整える、寒さを散らし邪気を除く、胎児を安定させる、解毒作用も。

レモン　潤いを生み渇きを止める、熱を冷ます、胎児を安定させる。

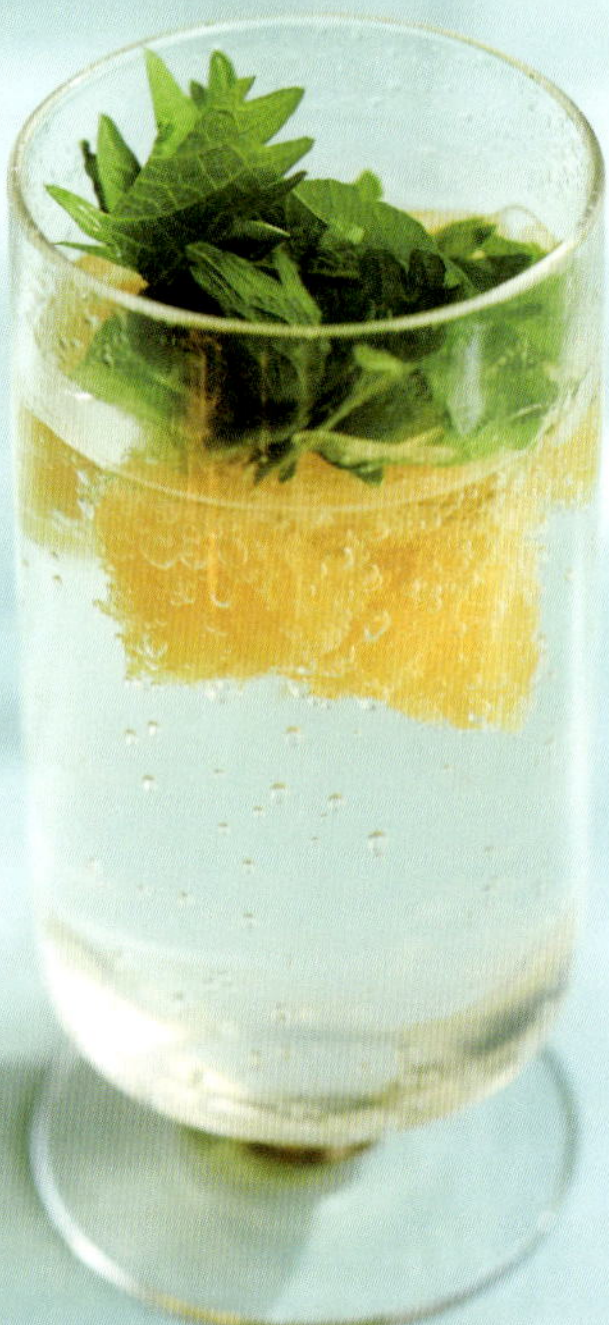

材料と作り方（1人分）

1. 紫蘇（4～5枚）は洗って水を切り、手のひらでパンッとたたいて香りを出し、ちぎってコップに入れる。
2. 炭酸水を注ぐ。
3. スライスしたレモンを入れる。お好みで柑橘類を入れる。

TYPE

気滞

すだちモヒート

寒暖差のストレスに

寒暖差ってそれだけで体にとってはストレス。お腹が張る、側頭部が張って痛い、肩が張る。食欲に波がある、情緒に波がある、便通に波がある。ストレスサインの特徴は「張る」と「波（不安定）」という症状。しんどくなる前にさわやかな香りで気の巡りをよくしましょう。

食材の働き

すだち　気の巡りをよくする、渇きを止める、未消化物を除く。
ミント　気の巡りをよくする、頭や目をスッキリさせる、喉の腫れや痛みを改善する。

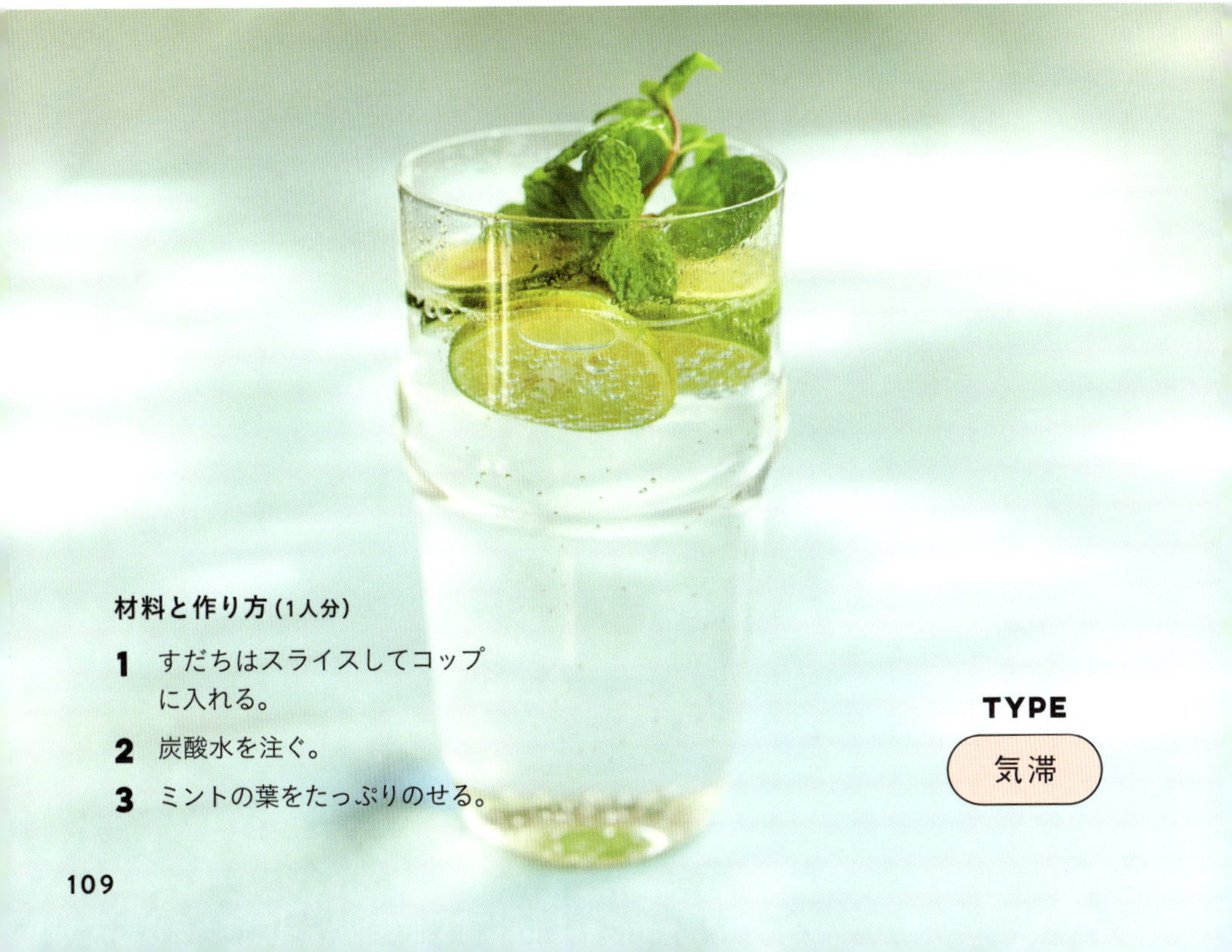

材料と作り方（1人分）

1. すだちはスライスしてコップに入れる。
2. 炭酸水を注ぐ。
3. ミントの葉をたっぷりのせる。

TYPE

気滞

ブルーベリーレモネード

疲れた目を労わる

ブルーベリーは薬膳的に「明目」と呼ばれ、目を健康にしてくれる食べ物。栄養学的にもアントシアニンが豊富で視神経の働きを活発にすると言われていますね。潤いを生み出すレモンやはちみつと一緒にとれば、ドライアイ対策にも。

食材の働き

ブルーベリー　目を健康にする、肝腎を補う、血の巡りをよくする。

レモン　潤いを生み渇きを止める、熱を冷ます、胎児を安定させる。

はちみつ　五臓を補う、体や皮膚を潤す、咳を止める、便通をよくする、解毒作用も。

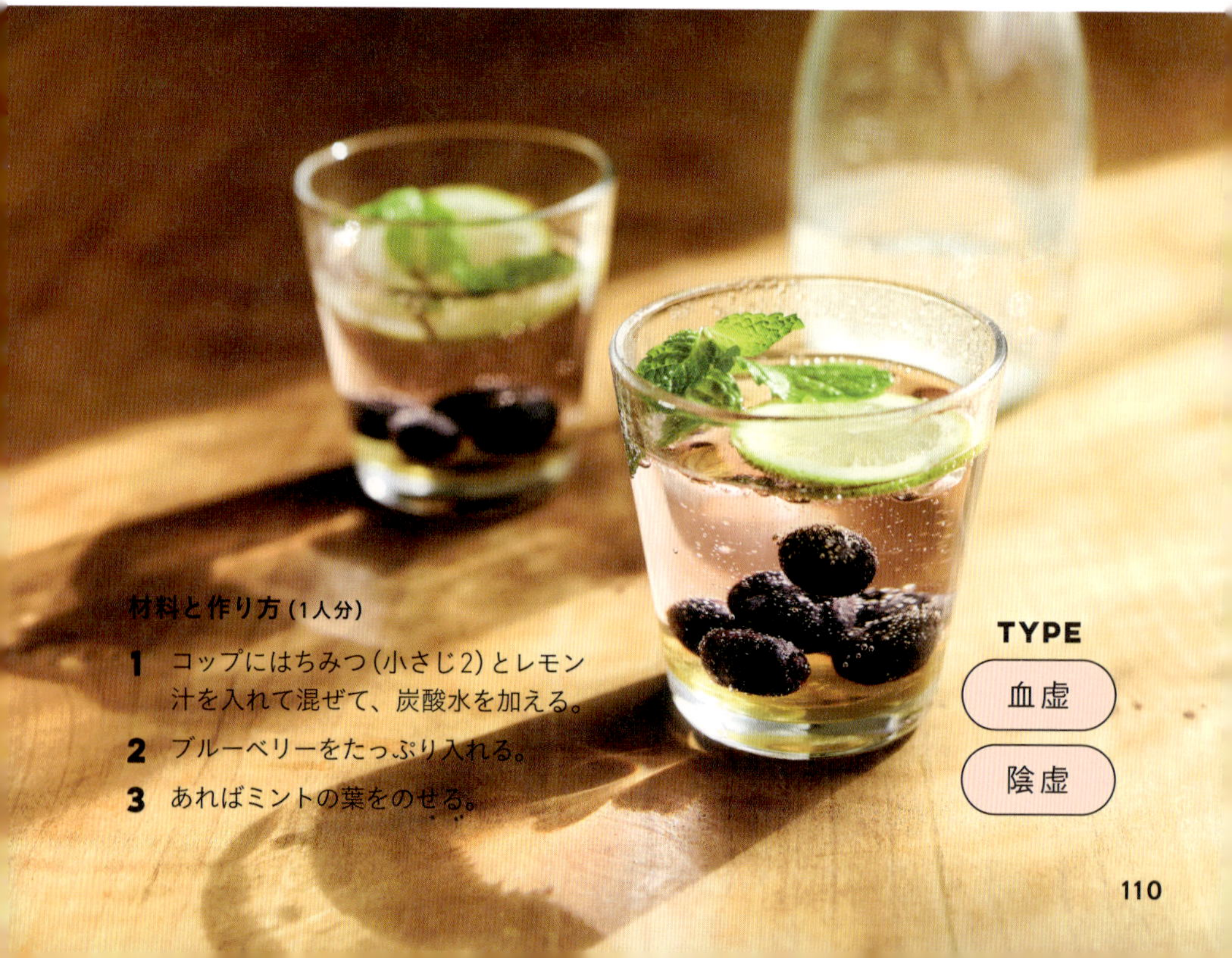

材料と作り方（1人分）

1. コップにはちみつ（小さじ2）とレモン汁を入れて混ぜて、炭酸水を加える。
2. ブルーベリーをたっぷり入れる。
3. あればミントの葉をのせる。

TYPE

血虚

陰虚

シュワシュワキウイ

暑さ対策に潤して冷ます

暑さで体がバテる前に、熱を冷まして潤いを与えてくれるキウイとレモンで、体を整えておきましょう。また、強炭酸が欲しくなるのは体からのストレスサイン。シュワシュワでスッキリ、深呼吸や伸び伸びお散歩など、気の巡りをよくすることを心がけてくださいね。

食材の働き

キウイフルーツ　熱を冷ます、潤いを生み出す、渇きを止める、胃を整え未消化物を除く。

レモン　潤いを生み渇きを止める、熱を冷ます、胎児を安定させる。

はちみつ　五臓を補う、体や皮膚を潤す、咳を止める、便通をよくする、解毒作用も。

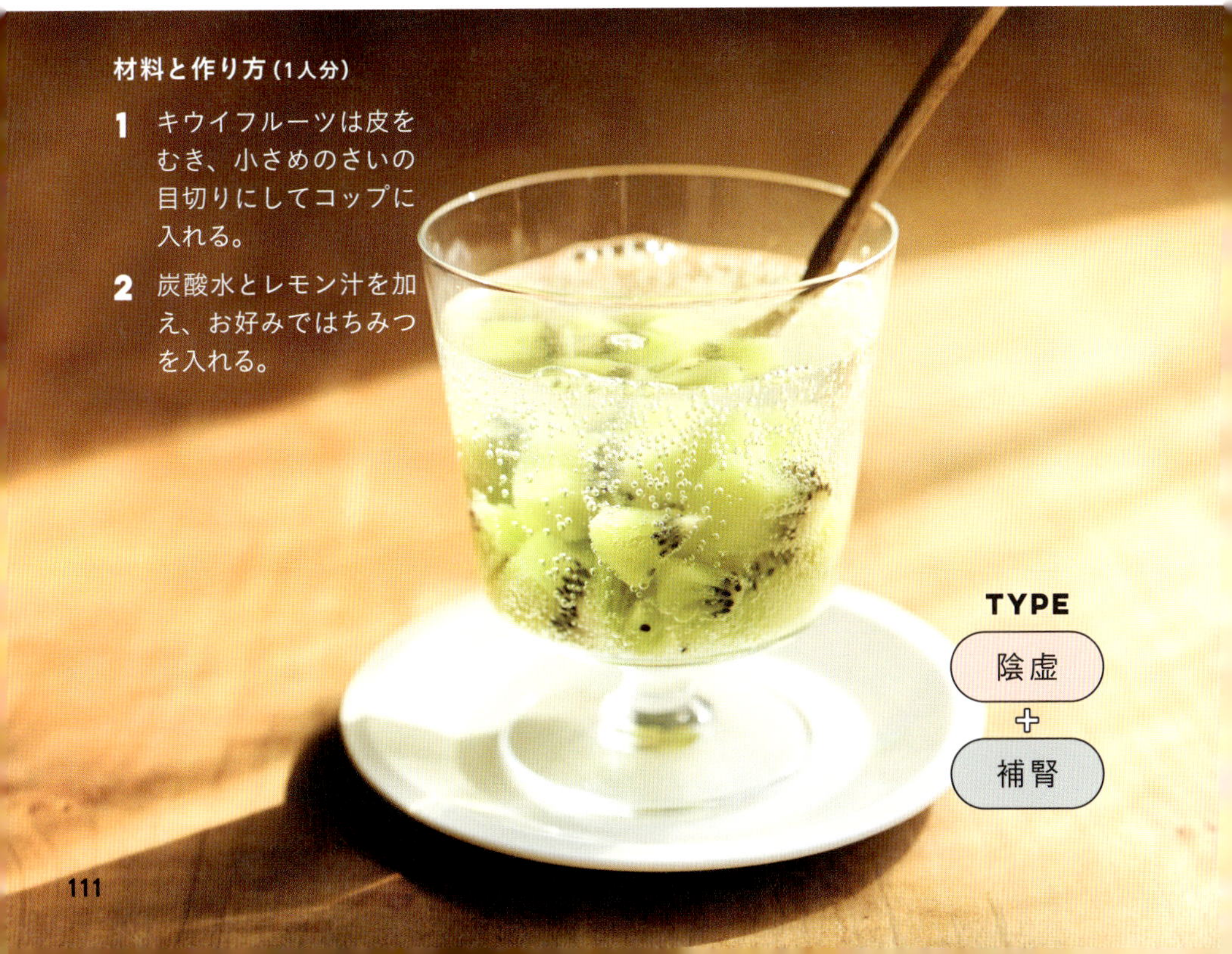

材料と作り方（1人分）

1. キウイフルーツは皮をむき、小さめのさいの目切りにしてコップに入れる。
2. 炭酸水とレモン汁を加え、お好みではちみつを入れる。

TYPE

陰虚

＋

補腎

薬膳コラム❷

食材の「五色」と「五臓」の関係

薬膳では、食材を五色に分類し、
それぞれが五臓（p.9）に対応すると考えています。
五色と五臓の関係と代表的な食材を紹介します。

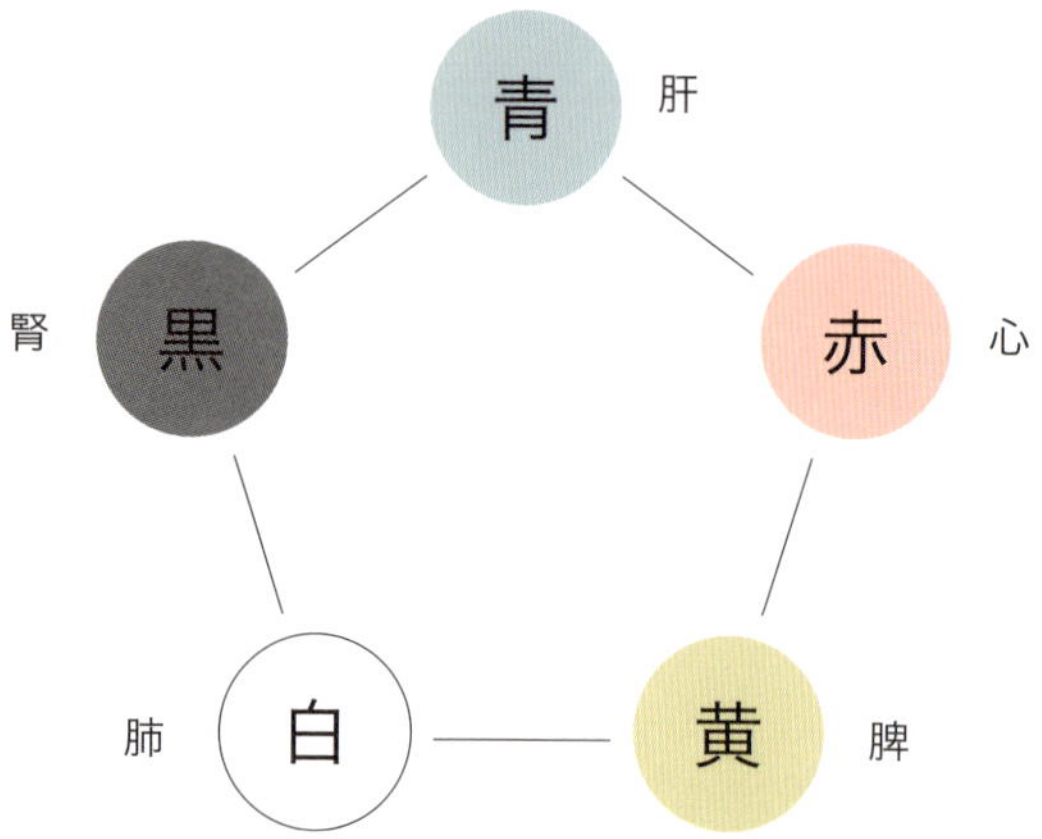

	代表的な食材	主な働き
青色	①セロリ、せり、ミント、緑茶 ②ほうれんそう	①清熱、鎮静　②補血
赤色	①クコの実、なつめ、にんじん、えび、赤身の魚 ②紅花、バラ、山査子、赤ワイン	①補血、滋養　②活血
黄色	大豆、さつまいも、じゃがいも、とうもろこし、かぼちゃ	補脾気
白色	大根、かぶ、百合根、はとむぎ、白きくらげ、えのき	潤肺、潤腸
黒色	黒ごま、黒豆、昆布、のり、牡蠣、スッポン、黒きくらげ	補腎、健脳、強筋骨

PART4

DESSERT

ちょい足しデザート

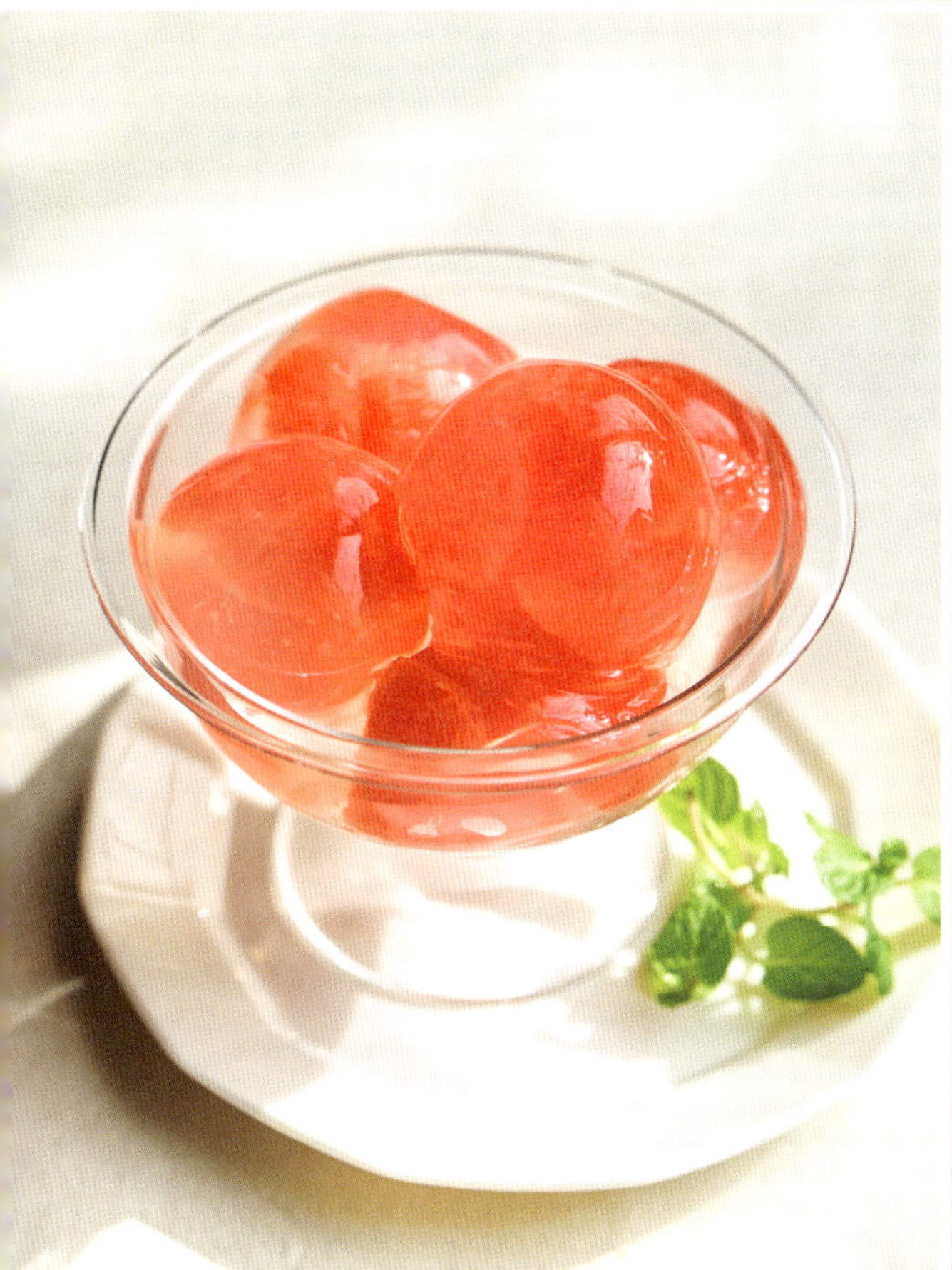

果物を使った簡単デザートで心と体に元気をチャージ！　心を満たしてくれるデザートが体にもよければ、なおうれしいですよね。素材の甘みを生かしたものやはちみつを使ったレシピがほとんどなので、砂糖を控えているときにもおすすめです。

グレフルキウイのシュワシュワポンチ

満月に不調が出やすい人に

中医学の古典には「満月は気血が充実し、髪や肌が艶やかで美しくなる」と書かれていますが、これは滞りなく気や水が巡っていればの話。巡っていないとイライラやむくみ、頭痛などが普段より出やすくなって逆にしんどい。そんなときは気を巡らせて余分なお水を排出してくれる、グレープフルーツとキウイの組み合わせでスッキリしましょう。

食材の働き

グレープフルーツ　熱を沈め気を巡らせる、胃の働きを整える。

キウイフルーツ　熱を冷ます、潤いを生み出す、渇きを止める、胃を整え未消化物を除く。

材料と作り方（1人分）

1. グレープフルーツとキウイは皮をむいて食べやすい大きさに切る。
2. 器に盛り、炭酸水をかける。あればフレッシュなハーブを散らす。

TYPE

気滞
＋
補腎

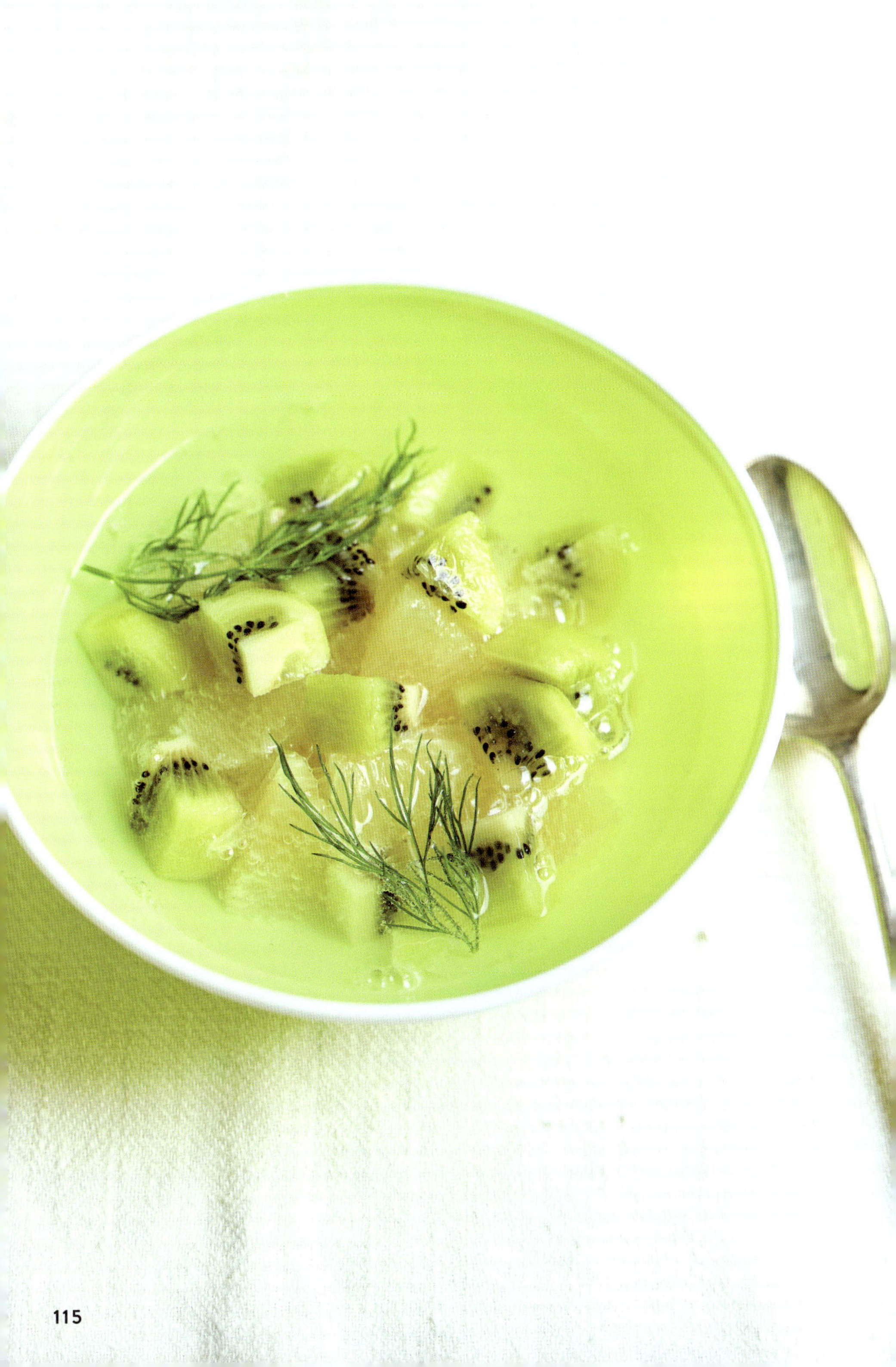

ホットジンジャーすりりんご

お腹が冷えやすい人に

冷えて胃腸が弱ると体全体のエネルギーが不足し、メンタルにも影響します。ホットすりりんごならお腹に負担がかからず食べやすいはず。お腹をほっこり温めて元気に過ごせるようにしましょう。

食材の働き

りんご　胃腸を健康にする、食欲を増す、潤いを生み出す、渇きを止める、痰を除く、腸を潤し便秘にも効果的。

しょうが　胃腸を温める、嘔吐や咳を止める、痰を除く、解毒作用も。

はちみつ　五臓を補う、体や皮膚を潤す、咳を止める、便通をよくする、解毒作用も。

材料と作り方（1人分）

1　りんごはよく洗って皮ごとすりおろす。

2　小鍋に**1**、レモン汁（小さじ1）、しょうがのおろし汁（少々）を入れて火にかけ、温まったらカップに移す。お好みではちみつを少し入れる。

TYPE

陰虚

陽虚

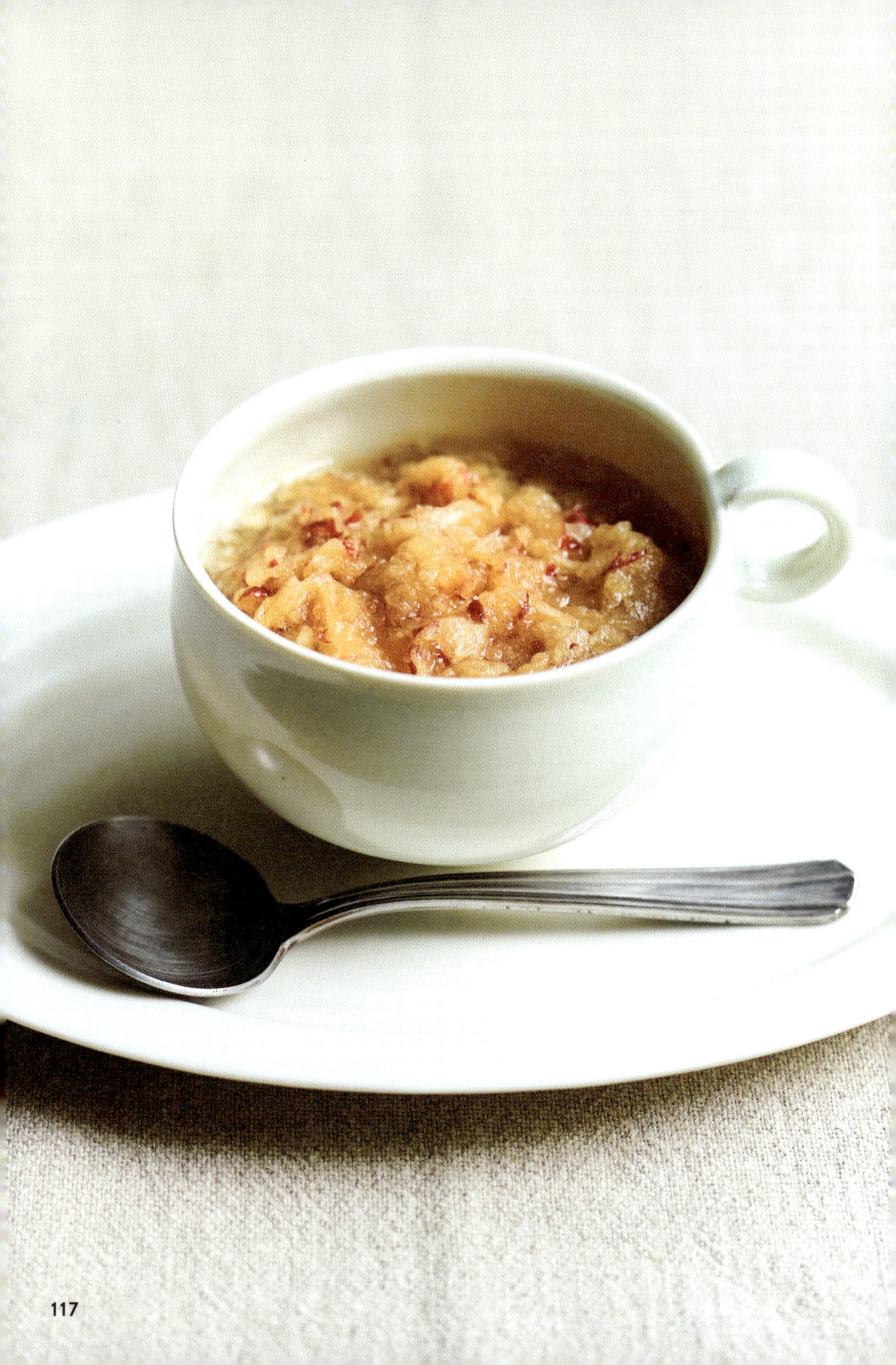

きんかんアールグレイ

喉の痛み、咳がひどい花粉症に

花粉症って鼻や目のつらさが目立ちますが、喉のご相談も多いもの。きんかんは薬膳では気を巡らせる「理気」として使われることが多いですが、のど飴になっちゃうくらい咳に効果的。痰を除いてくれる力もあります。はちみつで喉も潤して、イガイガをスッキリさせましょう。喉の炎症がつらいときはミントをちぎって一緒に食べるとよいですよ。

食材の働き

きんかん　体を温める、消化を助ける、痰を除く、ストレスによる気の滞りを解消し巡りをよくする。
紅茶　体を温める、潤いを生む、情緒を安定させる、利尿作用も。
はちみつ　五臓を補う、体や皮膚を潤す、咳を止める、便通をよくする、解毒作用も。

材料と作り方（1人分）

1. きんかんは半分に切り、種とヘタを取り除く。
2. はちみつで和え、アールグレイをまぶす。ミントがあったらつけ合わせに。

TYPE

陰虚

気滞

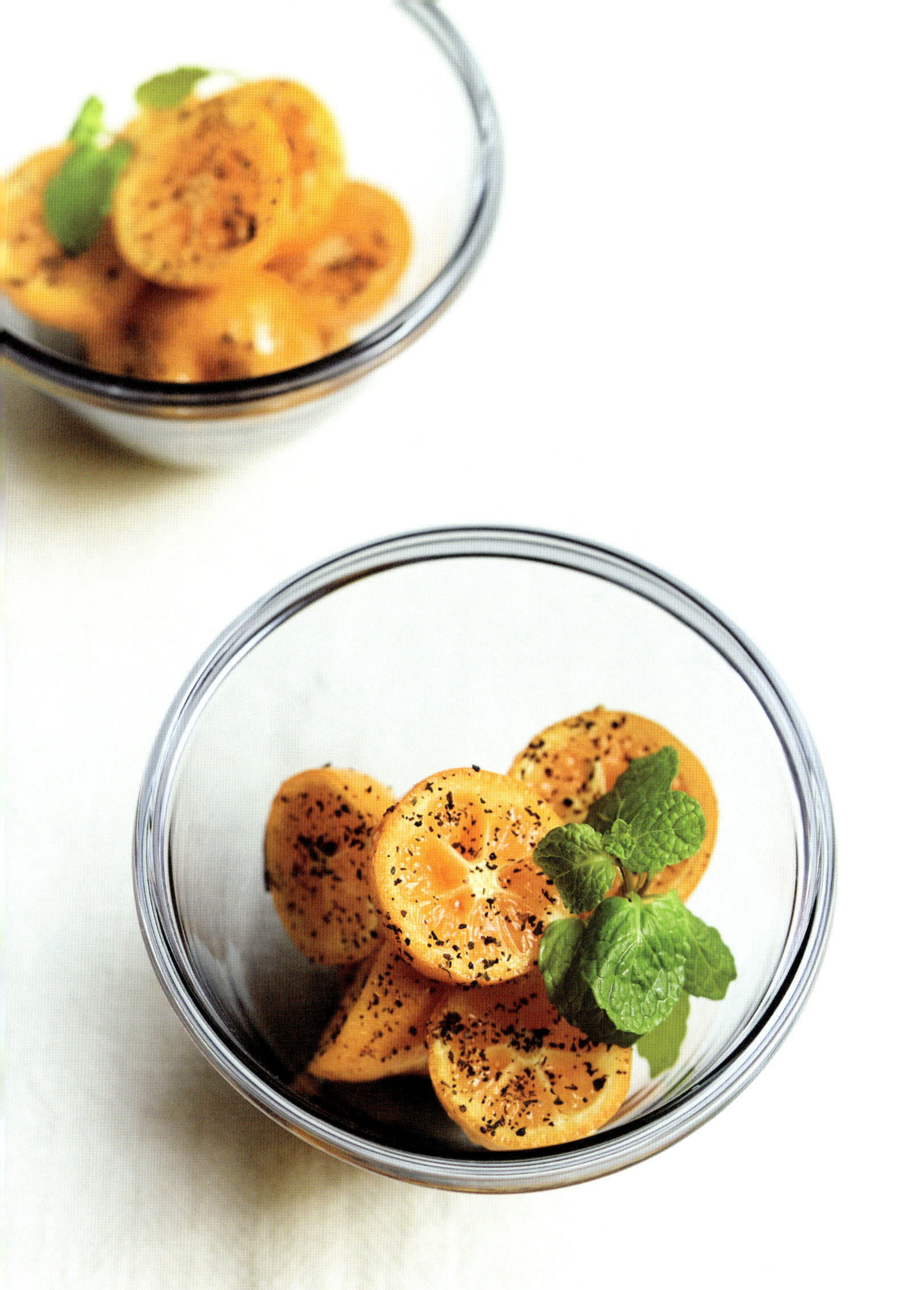

ピングレ寒天

クールダウンに寒天

暑いとアイスばかり食べてしまいがち。でもアイスはお腹を冷やすだけで体にこもった熱は取ってくれません。さらにお砂糖や乳製品たっぷりで「湿」を溜め込み、体はダル重に。クールダウンには寒天がおすすめです。海藻からできている寒天は、体にこもった熱を冷ましてくれます。グレープフルーツも寒性。常温で食べてもスッキリ熱を取ってくれます。

食材の働き

寒天　熱を冷ます、痰を除く、塊を柔らかくする、便通をよくする、解毒作用も。

グレープフルーツ　熱を沈め気を巡らせる、胃の働きを整える。

材料と作り方（作りやすい分量）

1 ピンクグレープフルーツは皮をむいて、実を一口大に切り、型に入れる。

2 鍋に水（500mℓ）と粉寒天（4g）を入れ、火にかけてかき混ぜながら煮溶かす。沸騰したら弱火で2分煮る。

3 砂糖（大さじ4～5）、レモン汁（大さじ1）を加えて混ぜ、**1**の型に流し込む。

5 冷蔵庫で冷やし固める。
※常温でも固まります。

TYPE

痰湿

陽盛

※冷えを感じる人、お腹がゆるい人は控えめに。

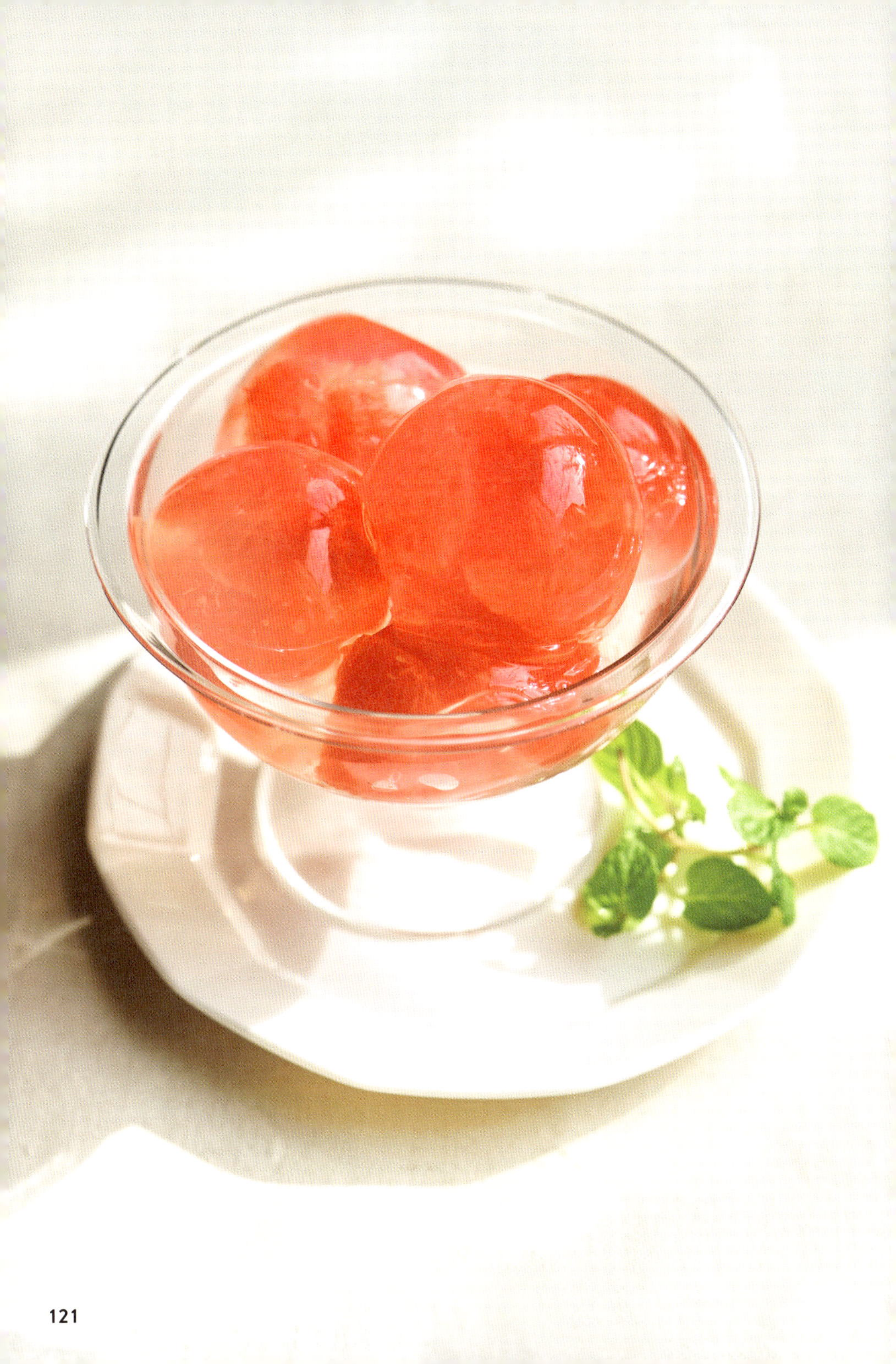

甘酒ポンチ

元気と潤いチャージに甘酒

甘酒はお正月のイメージが強いですが、本来は夏の飲み物。「飲む点滴」と呼ばれるくらい栄養価が高く、美肌にも夏の疲労回復にもピッタリなんです。酸味の強いフルーツと合わせることでサッパリと食べやすくなり、中医学的には「酸甘化陰」と言って、酸味と甘味を組み合わせてとると潤いを補う力が増します。

食材の働き

甘酒　気を補う、体液を生み出す、血の巡りをよくする、お腹を整える、便通をよくする。

材料と作り方（1人分）

1. 好きなフルーツを食べやすい大きさに切り、器に盛る。
2. 甘酒をかける。
   ＊甘酒を濃く感じる場合は少し炭酸水を足してもおいしいです。

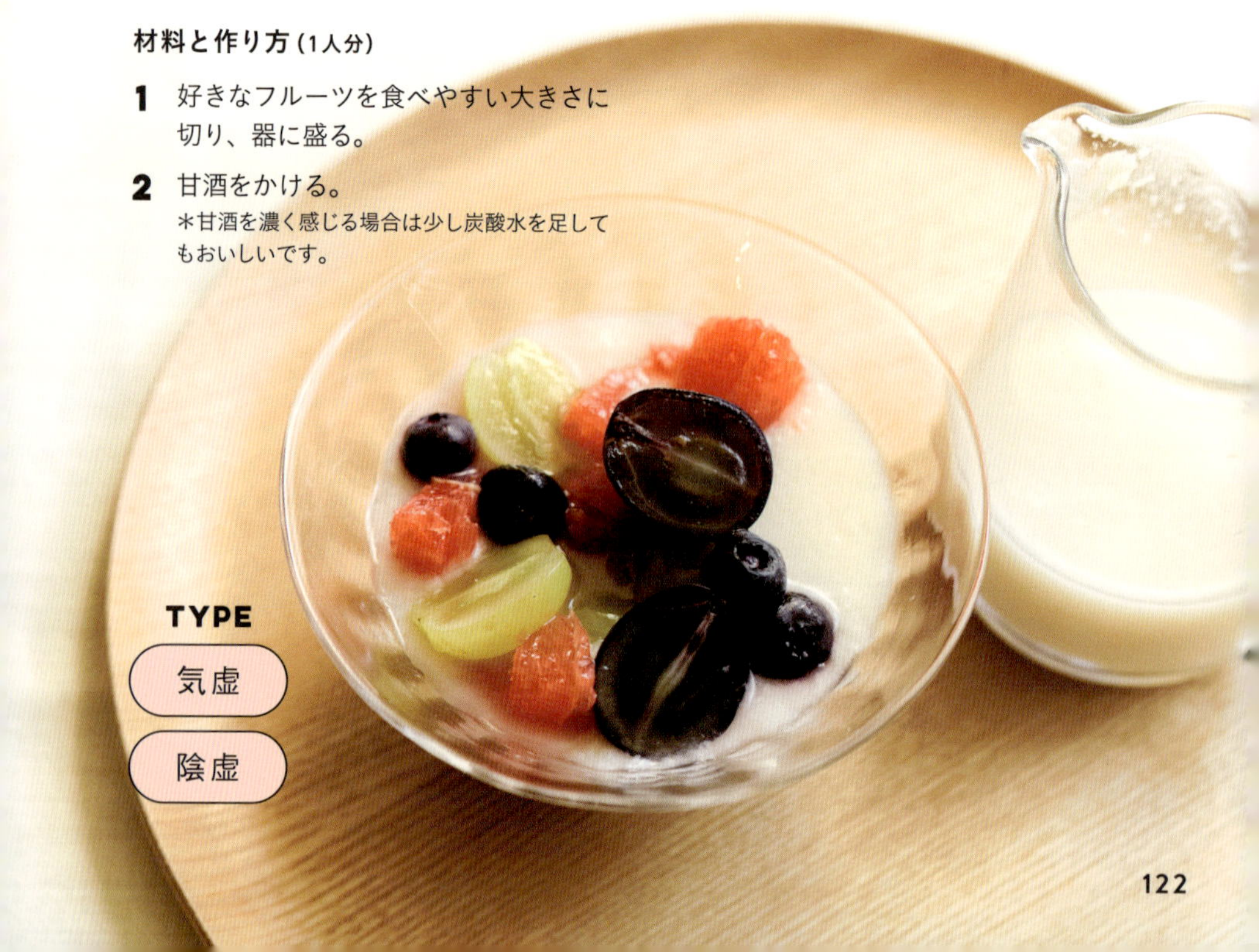

TYPE

気虚

陰虚

甘栗甘酒

寒暖差でヘトヘトな体に

寒暖差のある時期は、旬の食べ物でしっかりエネルギーを補って、バリア機能を高めて、寒暖差に動じない体を作りましょう。甘栗と甘酒を混ぜただけ、砂糖を使っていないスイーツは、甘いもの欲が抑えられない人にもおすすめです。

食材の働き

栗　胃腸を健康にする、腎を補う、筋骨を丈夫にする。

甘酒　気を補う、体液を生み出す、血の巡りをよくする、お腹を整える、便通をよくする。

材料と作り方（1人分）

1 ミキサーに甘栗、甘酒を入れ、撹拌する（希釈はお好みで）。

2 小鍋に移し、温める。お好みでシナモンスティックを入れてもOK。

3 カップに注いで完成。

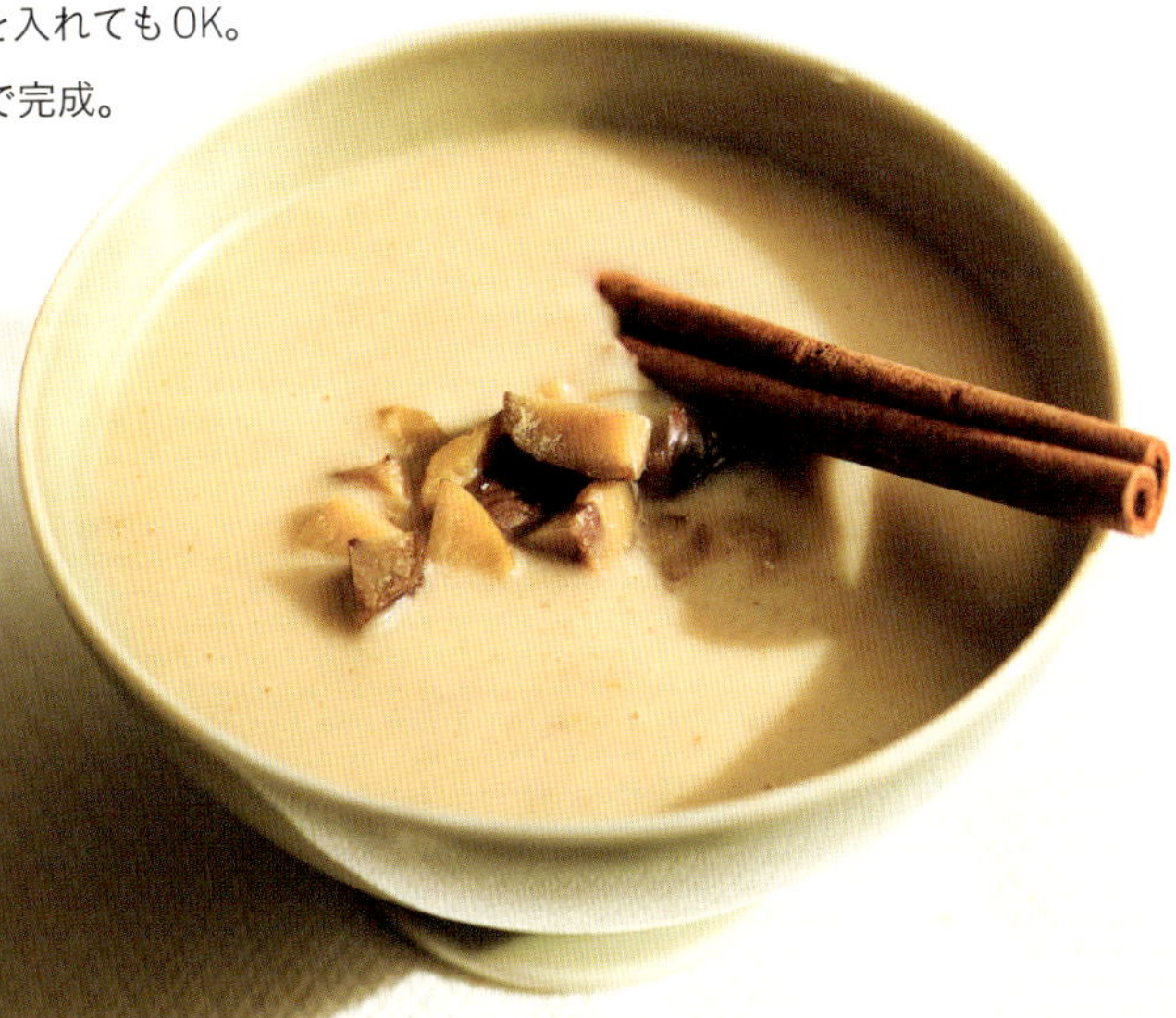

TYPE

気虚
＋
補腎

ベリーヨーグルト

潤い不足のほてりにヨーグルト

体の潤いが不足して、ホテホテして寝つけないようなときはヨーグルトを食べるとスーっと治まります。ベリーとはちみつをトッピングするとさらに効果的。舌がひび割れて赤い、手足がほてる、乾燥が気になる人におすすめ。舌に苔がベッタリ、むくみやすく舌に歯形がついている、お腹がゆるい人はNGです。

食材の働き

ヨーグルト　潤いを補う、体液を生み出す、渇きを止める、食欲を増す、腸を潤す。

はちみつ　五臓を補う、体や皮膚を潤す、咳を止める、便通をよくする、解毒作用も。

ベリー類　血を補い巡りをよくする、腎を補う。

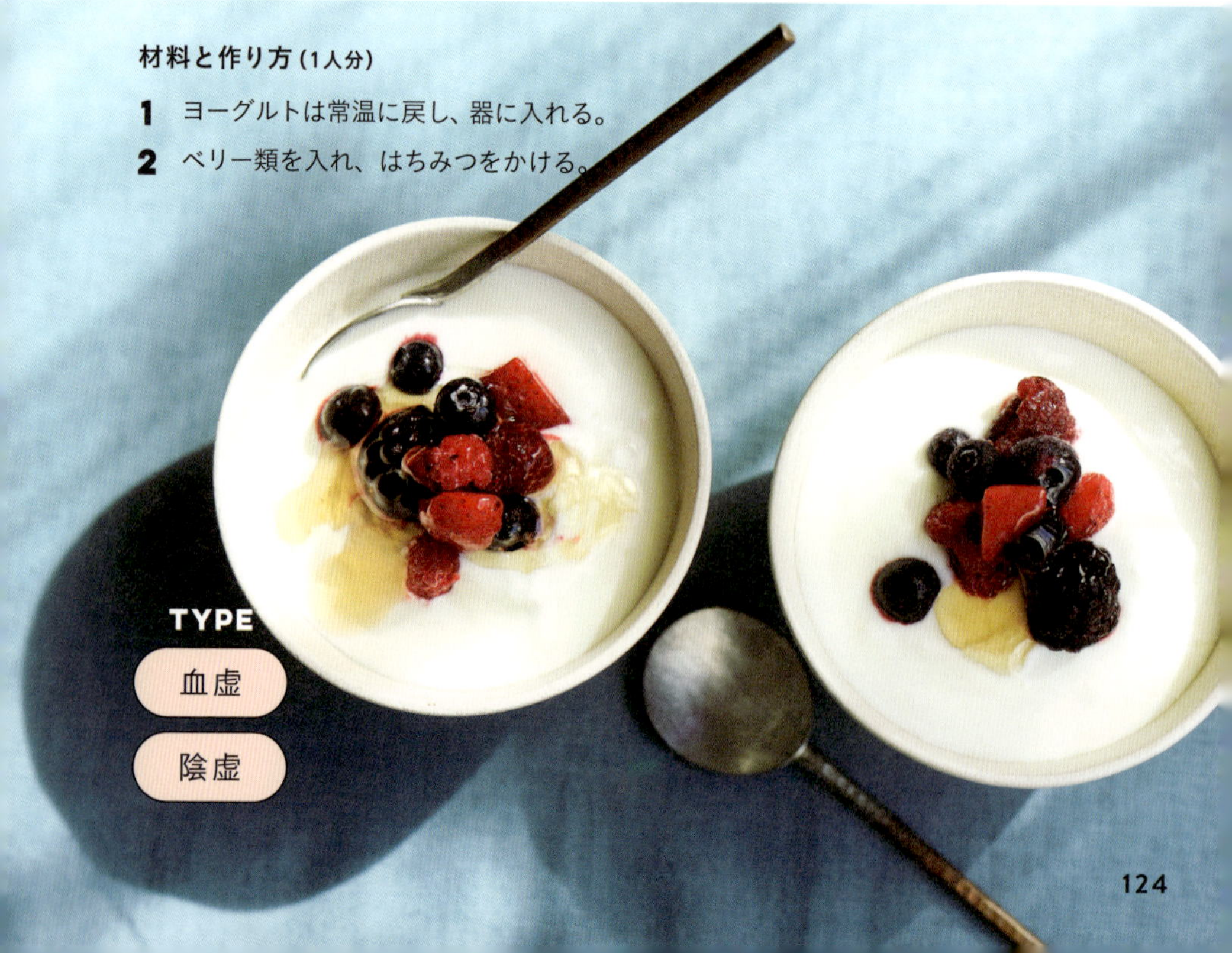

材料と作り方（1人分）

1. ヨーグルトは常温に戻し、器に入れる。
2. ベリー類を入れ、はちみつをかける。

TYPE

血虚

陰虚

かんきつのはちみつ漬け

春のイライラをおいしくケア

春は『肝』が元気になる季節。心地よく伸び伸びできていれば問題ないのですが、ストレスがかかって我慢したりギュッと抑えつけられちゃうと、急激にイライラしやすくなります。かんきつのさわやかな香りと甘酸っぱい味でイライラを吹き飛ばしましょう。かんきつは皮をむくときが一番気が巡るので、作る工程で深呼吸。イライラ対策になりますよ。

食材の働き

夏みかん　気の巡りをよくする、潤いを補う。

はちみつ　五臓を補う、体や皮膚を潤す、咳を止める、便通をよくする、解毒作用も。

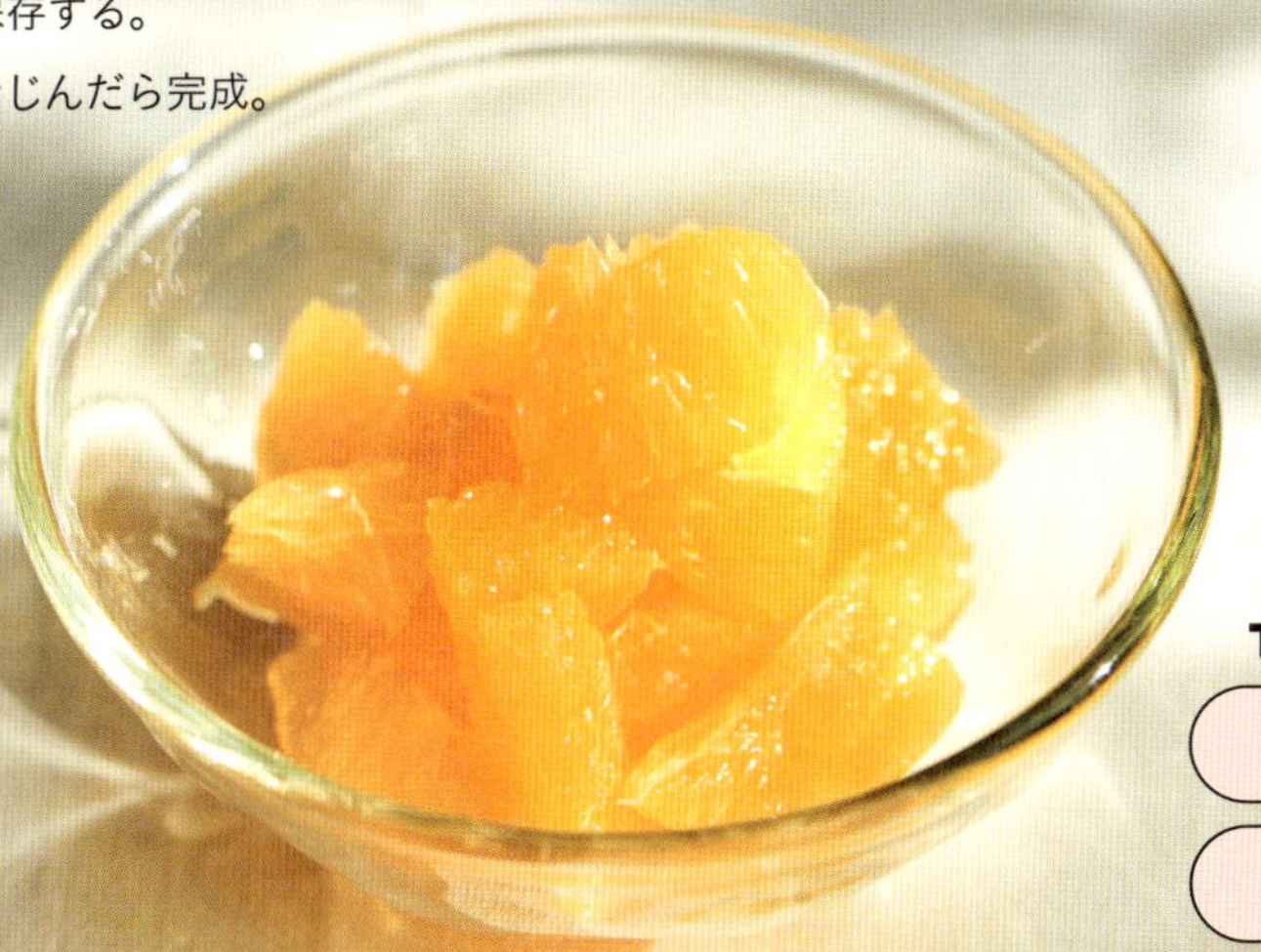

材料と作り方（1人分）

1. 夏みかんや甘夏など、旬のかんきつの皮をむいてほぐす。
2. はちみつで和える。容器に移し、冷蔵庫で保存する。
3. 味がなじんだら完成。

TYPE

気滞

陰虚

血虚

瘀血

陰虚

体質別INDEX

気虚

気滞

陽虚

陽盛

補腎

痰湿

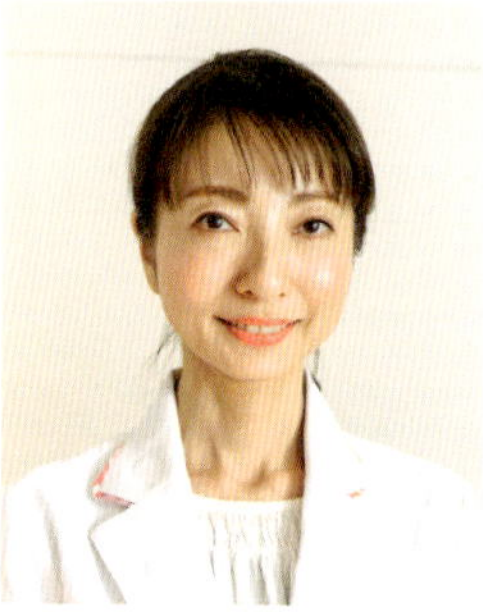

久保奈穂実

漢方アドバイザー。国際中医薬膳管理師。成城漢方たまりで年間約2000人を対象に漢方相談・薬膳講師を行う。SNSで発信する養生アドバイスや簡単な薬膳レシピも人気。著書に『1日ひとつ、疲れが消える おいしい漢方365』、『おいしい漢方365 いたわりスープとごほうびドリンク』(ともに世界文化社)などがある。

X　@naominkubo
Instagram　@naomin_yakuzen

果物と野菜の小さな薬膳

ちょい足しで元気チャージ

2025年3月21日 初版第1刷発行

著　者　久保奈穂実

発行人　諸田泰明

発　行　株式会社エムディエヌコーポレーション
〒101-0051
東京都千代田区神田神保町一丁目105番地
https://books.MdN.co.jp/

発　売　株式会社インプレス
〒101-0051
東京都千代田区神田神保町一丁目105番地

印刷・製本　シナノ書籍印刷株式会社

Printed in Japan

【カスタマーセンター】

造本には万全を期しておりますが、万一、落丁・乱丁などがございましたら、送料小社負担にてお取り替えいたします。お手数ですが、カスタマーセンターまでご返送ください。
◎落丁・乱丁本などのご返送先
〒101-0051　東京都千代田区神田神保町一丁目105番地
株式会社エムディエヌコーポレーション カスタマーセンター
TEL:03-4334-2915
◎内容に関するお問い合わせ先　info@MdN.co.jp
◎書店・販売店のご注文受付
株式会社インプレス　受注センター
TEL:048-449-8040／FAX:048-449-8041

ISBN978-4-295-20736-8
C2077

STAFF

デザイン／
菅谷真理子(マルサンカク)

撮影／中垣美沙

スタイリング／池田沙織

撮影協力／UTUWA

編集協力／高島直子

編集長／後藤憲司

編集／見上 愛